U0335703

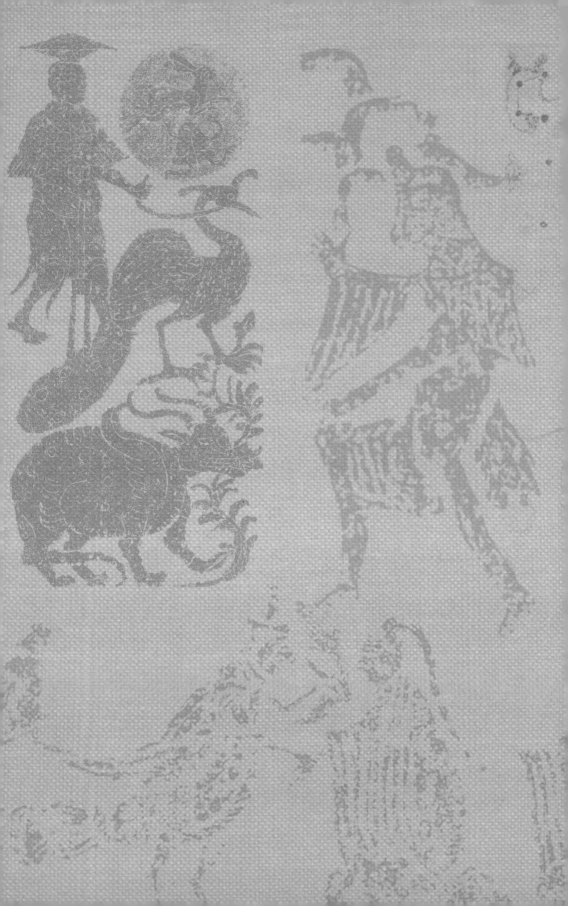

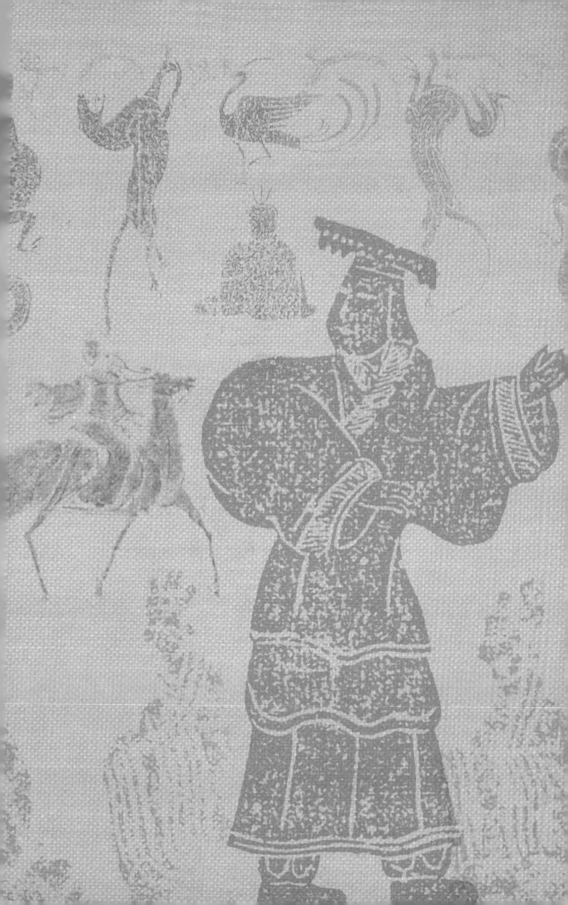

中国古医籍整理丛书

医 学 五 则

清·廖云溪 撰

樊 旭 苏 妆 于本性
王松子 王树东 校注

中国中医药出版社

·北 京·

图书在版编目（CIP）数据

医学五则/（清）廖云溪撰；樊旭等校注．—北京：
中国中医药出版社，2015.12（2022.10 重印）
（中国古医籍整理丛书）
ISBN 978 – 7 – 5132 – 2772 – 8

Ⅰ．①医…　Ⅱ．①廖…　②樊…　Ⅲ．①中国医药学 – 古籍 –
汇编 – 中国 – 清代　Ⅳ．①R2

中国版本图书馆 CIP 数据核字（2015）第 225453 号

中国中医药出版社出版
北京经济技术开发区科创十三街 31 号院二区 8 号楼
邮政编码　100176
传真　010 – 64405721
廊坊市祥丰印刷有限公司印刷
各地新华书店经销

开本 710×1000　1/16　印张 11.75　字数 56 千字
2015 年 12 月第 1 版　2022 年 10 月第 2 次印刷
书号　ISBN 978 – 7 – 5132 – 2772 – 8

定价　35.00 元
网址　www.cptcm.com

服务热线　010 – 64405510
购书热线　010 – 89535836
维权打假　010 – 64405753

微信服务号　zgzyycbs
微商城网址　https：//kdt.im/LIdUGr
官方微博　http：//e.weibo.com/cptcm
天猫旗舰店网址　https：//zgzyycbs.tmall.com

国家中医药管理局
中医药古籍保护与利用能力建设项目
组织工作委员会

前　言

　　中医药古籍是传承中华优秀文化的重要载体，也是中医学传承数千年的知识宝库，凝聚着中华民族特有的精神价值、思维方法、生命理论和医疗经验，不仅对于传承中医学术具有重要的历史价值，更是现代中医药科技创新和学术进步的源头和根基。保护和利用好中医药古籍，是弘扬中国优秀传统文化、传承中医学术的必由之路，事关中医药事业发展全局。

　　1949 年以来，在政府的大力支持和推动下，开展了系统的中医药古籍整理研究。1958 年，国务院科学规划委员会古籍整理出版规划小组在北京成立，负责指导全国的古籍整理出版工作。1982 年，国务院古籍整理出版规划小组召开全国古籍整理出版规划会议，制定了《古籍整理出版规划（1982—1990）》，卫生部先后下达了两批 200 余种中医古籍整理任务，掀起了中医古籍整理研究的新高潮，对中医文化与学术的弘扬、传承和发展，发挥了极其重要的作用，产生了不可估量的深远影响。

　　2007 年《国务院办公厅关于进一步加强古籍保护工作的意见》明确提出进一步加强古籍整理、出版和研究利用，以及

"保护为主、抢救第一、合理利用、加强管理"的方针。2009年《国务院关于扶持和促进中医药事业发展的若干意见》指出，要"开展中医药古籍普查登记，建立综合信息数据库和珍贵古籍名录，加强整理、出版、研究和利用"。《中医药创新发展规划纲要（2006—2020）》强调继承与创新并重，推动中医药传承与创新发展。

2003～2010年，国家财政多次立项支持中国中医科学院开展针对性中医药古籍抢救保护工作，在中国中医科学院图书馆设立全国唯一的行业古籍保护中心，影印抢救濒危珍本、孤本中医古籍1640余种；整理发布《中国中医古籍总目》；遴选351种孤本收入《中医古籍孤本大全》影印出版；开展了海外中医古籍目录调研和孤本回归工作，收集了11个国家和2个地区137个图书馆的240余种书目，基本摸清流失海外的中医古籍现状，确定国内失传的中医药古籍共有220种，复制出版海外所藏中医药古籍133种。2010年，国家财政部、国家中医药管理局设立"中医药古籍保护与利用能力建设项目"，资助整理400余种中医药古籍，并着眼于加强中医药古籍保护和研究机构建设，培养中医古籍整理研究的后备人才，全面提高中医药古籍保护与利用能力。

在此，国家中医药管理局成立了中医药古籍保护和利用专家组和项目办公室，专家组负责项目指导、咨询、质量把关，项目办公室负责实施过程的统筹协调。专家组成员对古籍整理研究具有丰富的经验，有的专家从事古籍整理研究长达70余年，深知中医药古籍整理研究的重要性、艰巨性与复杂性，履行职责认真务实。专家组从书目确定、版本选择、点校、注释等各方面，为项目实施提供了强有力的专业指导。老一辈专家的学术水平和智慧，是项目成功的重要保证。项目承担单位山东中医药大学、南京中医药大学、上海中医药大学、福建中医药大学、浙江省中医药研究院、陕西省中医药研究院、河南省中医药研究院、辽宁中医药大学、成都中医药大学及所在省市中医药管理部门精心组织，充分发挥区域间互补协作的优势，并得到承担项目出版工作的中国中医药出版社大力配合，全面推进中医药古籍保护与利用网络体系的构建和人才队伍建设，使一批有志于中医学术传承与古籍整理工作的人才凝聚在一起，研究队伍日益壮大，研究水平不断提高。

本着"抢救、保护、发掘、利用"的理念，该项目重点选择近 60 年未曾出版的重要古医籍，综合考虑所选古籍的保护价值、学术价值和实用价值。400 余种中医药古籍涵盖了医经、基础理论、诊法、伤寒金匮、温病、本草、方书、内科、外科、女科、儿科、伤科、眼科、咽喉口齿、针灸推拿、养生、医案医话医论、医史、临证综合等门类，跨越唐、宋、金元、明以迄清末。全部古籍均按照项目办公室组织完成的行业标准《中医古籍整理规范》及《中医药古籍整理细则》进行整理校注，绝大多数中医药古籍是第一次校注出版，一批孤本、稿本、抄本更是首次整理面世。对一些重要学术问题的研究成果，则集中收录于各书的"校注说明"或"校注后记"中。

"既出书又出人"是本项目追求的目标。近年来，中医药古籍整理工作形势严峻，老一辈逐渐退出，新一代普遍存在整理研究古籍的经验不足、专业思想不坚定等问题，使中医古籍整理面临人才流失严重、青黄不接的局面。通过本项目实施，搭建平台，完善机制，培养队伍，提升能力，经过近 5 年的建设，锻炼了一批优秀人才，老中青三代齐聚一堂，有效地稳定了研究队伍，为中医药古籍整理工作的开展和中医文化与学术的传承提供必备的知识和人才储备。

本项目的实施与《中国古医籍整理丛书》的出版，对于加强中医药古籍文献研究队伍建设、建立古籍研究平台，提高古籍整理水平均具有积极的推动作用，对弘扬我国优秀传统文化，推进中医药继承创新，进一步发挥中医药服务民众的养生保健与防病治病作用将产生深远影响。

第九届、第十届全国人大常委会副委员长许嘉璐先生，国家卫生计生委副主任、国家中医药管理局局长、中华中医药学会会长王国强先生，我国著名医史文献专家、中国中医科学院马继兴先生在百忙之中为丛书作序，我们深表敬意和感谢。

由于参与校注整理工作的人员较多，水平不一，诸多方面尚未臻完善，希望专家、读者不吝赐教。

国家中医药管理局中医药古籍保护与利用能力建设项目办公室
二〇一四年十二月

许 序

"中医"之名立，迄今不逾百年，所以冠以"中"字者，以别于"洋"与"西"也。慎思之，明辨之，斯名之出，无奈耳，或亦时人不甘泯没而特标其犹在之举也。

前此，祖传医术（今世方称为"学"）绵延数千载，救民无数；华夏屡遭时疫，皆仰之以度困厄。中华民族之未如印第安遭染殖民者所携疾病而族灭者，中医之功也。

医兴则国兴，国强则医强。百年运衰，岂但国土肢解，五千年文明亦不得全，非遭泯灭，即蒙冤扭曲。西方医学以其捷便速效，始则为传教之利器，继则以"科学"之冕畅行于中华。中医虽为内外所夹击，斥之为蒙昧，为伪医，然四亿同胞衣食不保，得获西医之益者甚寡，中医犹为人民之所赖。虽然，中国医学日益陵替，乃不可免，势使之然也。呜呼！覆巢之下安有完卵？

嗣后，国家新生，中医旋即得以重振，与西医并举，探寻结合之路。今也，中华诸多文化，自民俗、礼仪、工艺、戏曲、历史、文学，以至伦理、信仰，皆渐复起，中国医学之兴乃属必然。

迄今中医犹为国家医疗系统之辅，城市尤甚。何哉？盖一则西医赖声、光、电技术而于20世纪发展极速，中医则难见其进。二则国人惊羡西医之"立竿见影"，遂以为其事事胜于中医。然西医已自觉将入绝境：其若干医法正负效应相若，甚或负远逾于正；研究医理者，渐知人乃一整体，心、身非如中世纪所认定为二对立物，且人体亦非宇宙之中心，仅为其一小单位，与宇宙万象万物息息相关。认识至此，其已向中国医学之理念"靠拢"矣，虽彼未必知中国医学何如也。唯其不知中国医理何如，纯由其实践而有所悟，益以证中国之认识人体不为伪，亦不为玄虚。然国人知此趋向者，几人？

国医欲再现宋明清高峰，成国中主流医学，则一须继承，一须创新。继承则必深研原典，激清汰浊，复吸纳西医及我藏、蒙、维、回、苗、彝诸民族医术之精华；创新之道，在于今之科技，既用其器，亦参照其道，反思己之医理，审问之，笃行之，深化之，普及之，于普及中认知人体及环境古今之异，以建成当代国医理论。欲达于斯境，或需百年欤？予恐西医既已醒悟，若加力吸收中医精粹，促中医西医深度结合，形成21世纪之新医学，届时"制高点"将在何方？国人于此转折之机，能不忧虑而奋力乎？

予所谓深研之原典，非指一二习见之书、千古权威之作；就医界整体言之，所传所承自应为医籍之全部。盖后世名医所著，乃其秉诸前人所述，总结终生行医用药经验所得，自当已成今世、后世之要籍。

盛世修典，信然。盖典籍得修，方可言传言承。虽前此50余载已启医籍整理、出版之役，惜旋即中辍。阅20载再兴整理、出版之潮，世所罕见之要籍千余部陆续问世，洋洋大观。

今复有"中医药古籍保护与利用能力建设"之工程，集九省市专家，历经五载，董理出版自唐迄清医籍，都 400 余种，凡中医之基础医理、伤寒、温病及各科诊治、医案医话、推拿本草，俱涵盖之。

噫！璐既知此，能不胜其悦乎？汇集刻印医籍，自古有之，然孰与今世之盛且精也！自今而后，中国医家及患者，得览斯典，当于前人益敬而畏之矣。中华民族之屡经灾难而益蕃，乃至未来之永续，端赖之也，自今以往岂可不后出转精乎？典籍既蜂出矣，余则有望于来者。

谨序。

第九届、十届全国人大常委会副委员长

许嘉璐

二〇一四年冬

王 序

　　中医学是中华民族在长期生产生活实践中，在与疾病作斗争中逐步形成并不断丰富发展的医学科学，是中国古代科学的瑰宝，为中华民族的繁衍昌盛作出了巨大贡献，对世界文明进步产生了积极影响。时至今日，中医学作为我国医学的特色和重要医药卫生资源，与西医学相互补充、相互促进、协调发展，共同担负着维护和促进人民健康的任务，已成为我国医药卫生事业的重要特征和显著优势。

　　中医药古籍在存世的中华古籍中占有相当重要的比重，不仅是中医学术传承数千年最为重要的知识载体，也是中医为中华民族繁衍昌盛发挥重要作用的历史见证。中医药典籍不仅承载着中医的学术经验，而且蕴含着中华民族优秀的思想文化，凝聚着中华民族的聪明智慧，是祖先留给我们的宝贵物质财富和精神财富。加强对中医药古籍的保护与利用，既是中医学发展的需要，也是传承中华文化的迫切要求，更是历史赋予我们的责任。

　　2010 年，国家中医药管理局启动了中医药古籍保护与利用能力建设项目。这既是传承中医药的重要工程，也是弘扬优秀民族文化的重要举措，不仅能够全面推进中医药的有效继承和创新发展，为维护人民健康作出贡献，也能够彰显中华民族的璀璨文化，为实现中华民族伟大复兴的中国梦作出贡献。

相信这项工作一定能造福当今，嘉惠后世，福泽绵长。

国家卫生和计划生育委员会副主任

国家中医药管理局局长

中华中医药学会会长

王国施

二〇一四年十二月

马 序

　　新中国成立以来，党和国家高度重视中医药事业发展，重视古籍的保护、整理和研究工作。自1958年始，国务院先后成立了三届古籍整理出版规划小组，分别由齐燕铭、李一氓、匡亚明担任组长，主持制定了《整理和出版古籍十年规划（1962—1972）》《古籍整理出版规划（1982—1990）》《中国古籍整理出版十年规划和"八五"计划（1991—2000）》等，而第三次规划中医药古籍整理即纳入其中。1982年9月，卫生部下发《1982—1990年中医古籍整理出版规划》，1983年1月，中医古籍整理出版办公室正式成立，保证了中医古籍整理出版规划的实施。2002年2月，《国家古籍整理出版"十五"（2001—2005）重点规划》经新闻出版署和全国古籍整理出版规划领导小组批准，颁布实施。其后，又陆续制定了国家古籍整理出版"十一五"和"十二五"重点规划。国家财政多次立项支持中国中医科学院开展针对性中医药古籍抢救保护工作，文化部在中国中医科学院图书馆专门设立全国唯一的行业古籍保护中心，国家先后投入中医药古籍保护专项经费超过3000万元，影印抢救濒危珍、善、孤本中医古籍1640余种，开展了海外中医古籍目录调研和孤本回归工作。2010年，国家财政部、国家中医药管理局安排国家公共卫生专项资金，设立了"中医药古籍保护与利用能力建设项目"，这是继1982~1986年第一批、第二批重要中医药古籍整理之后的又一次大规模古籍整理工程，重点整理新中国成立后未曾出版的重要古籍，目标是形成并普及规范的通行本、传世本。

为保证项目的顺利实施，项目组特别成立了专家组，承担咨询和技术指导，以及古籍出版之前的审定工作。专家组中的许多成员虽逾古稀之年，但老骥伏枥，孜孜不倦，不仅对项目进行宏观指导和质量把关，更重要的是通过古籍整理，以老带新，言传身教，培养一批中医药古籍整理研究的后备人才，促进了中医药古籍保护和研究机构建设，全面提升了我国中医药古籍保护与利用能力。

作为项目组顾问之一，我深感中医药古籍保护、抢救与整理工作的重要性和紧迫性，也深知传承中医药古籍整理经验任重而道远。令人欣慰的是，在项目实施过程中，我看到了老中青三代的紧密衔接，看到了大家的坚持和努力，看到了年轻一代的成长。相信中医药古籍整理工作的将来会越来越好，中医药学的发展会越来越好。

欣喜之余，以是为序。

中国中医科学院研究员

马继兴

二〇一四年十二月

校注说明

　　《医学五则》为清代廖云溪所撰。廖云溪，号云溪先生，清代医家。其生卒年代和生平事迹无可考据，仅知其为清末中江（今四川省德阳市）人氏。据蓝观亮的序文，廖云溪幼时苦读儒书，屡试不遇，舍业而就医学，前而四大家，后而五十家，无不旁搜博览。本书即为廖氏博采历代医书增删而成，包括《医门初步》《药性简要三百首》《汤头歌括》《切总伤寒》和《增补脉诀》，共五部分。

　　《医学五则》一书流传版本较多，清道光甲辰年（1844）元茂堂刻本是现存最早的本子，但仅见残卷。现存最多的版本为清光绪年间兴发堂刻本，但各地藏书皆为光绪三年（1877）和光绪十三年（1887）的混编本。清光绪六年（1880）崇兴会刻本，五卷皆有"校对无讹"的字样，整套书字迹工整清晰，内容完整。民国二年（1913）和民国四年（1915）三府会刻本，版本错误较少，校刻精当。故本次整理以光绪六年崇兴会刻本为底本，以民国二年和民国四年三府会刻本（简称三府会本）为主校本，以光绪三年和光绪十三年兴发堂刻本（简称兴发堂本）为参校本。

　　具体校注原则如下：

　　1. 将原书竖排格式改为横排，繁体字统一改为规范简化字，加标点。

　　2. 凡底本中表示方位的"左"，一律径改为"下"，不出校记。

　　3. 凡底本与校本互异，底本无误，校本有误者，一律不出校记；若显系底本误脱衍倒者，予以勘正，出校记说明；校本异文有参考价值的，出校记说明。

4．凡底本中的异体字、古字、俗写字，一律径改为规范的简化字。

5．凡底本中因形近或音近而误的明显错别字，一律径改，不出校记。

6．凡底本中的疑难字、冷僻字、异读字加以注音，注音采取汉语拼音加直音的方法，并酌情加以注释。

7．凡底本中的通假字，于首见处出注，并征引书证。

8．凡底本中刻误致不成字者，统一作坏字处理，并据校本予以勘正，校本亦有误者，用虚缺号"□"表示。

9．凡底本中出现的中药名，统一径改为规范药名，不出校记。

10．凡底本引录文献，有删节或缩写，但不失原意者，不出校记；有损文义者，出校记注明。

11．底本无目录，分五册刊刻，兹合为一册，并据正文内容编排目录。

12．将底本卷首、卷尾分别记有的"药性简要三百首""药性简要三百首终""卷之三终""卷之四终"等一并删去，不出校记。

13．对底本中较长的段落适当进行了分段，兹作说明，不出校记。

14．底本"医学五则序"原在"医门初步"序文之后，今将其作为总序调整至全书之前。兹作说明，不出校记。

15．底本"增补脉诀"中对单字的注音及释文原在书稿上栏的下方，今将其调整至相应歌诀的下方，并统一字号，兹作说明，不出校记。

序

　　医之为道，何道也？盖君子之道也。司马温公[1]曰：达则为良相，不达则为良医。岂非君子之道乎？余乡前辈廖君，号云溪先生，幼时苦读儒书，屡试不遇，舍儒业而就医学。前而四大家，后而五十家，无不旁搜博览。因采群书辑成《医门初步》，并《药性简要》《汤头歌括》《切总伤寒》《增补脉诀》，合共五卷，更名曰《医学五则》。何谓五则？各卷各门不得一类而名，故曰五则。先生苦心利济，不忍有秘不传，是亦医中之君子也。

时道光甲辰年秋七中邑后学蓝观亮拜题于冰心草堂

---

　　① 司马温公：即北宋著名政治家、史学家司马光。其官至宰相，曾封爵温国公，世称司马温公。

目 录

医门初步

序 …………………………… 一
本草引序 ………………… 一
药性赋 …………………… 四
引经报使药歌 …………… 五
六陈歌 …………………… 六
十八反歌 ………………… 六
十九畏歌 ………………… 六
妊娠服药禁歌 …………… 七
炮制药歌 ………………… 七
诸中风对症用药歌 ……… 八
诸中寒对症用药歌 ……… 九
治中暑对症用药歌 ……… 九
治中湿对症用药歌 …… 一〇
治诸疟症用药歌 ……… 一〇
治诸痢对症用药歌 …… 一一
诸咳嗽对症用药歌 …… 一二
治霍乱对症用药歌 …… 一二
诸水肿对症用药歌 …… 一三
内消宿食对症用药歌 … 一四
妇人胎产诸病对症用药歌 …
………………………… 一五

小儿诸病对症用药歌 … 一五
诊视婴孩脉理歌 ……… 一六
育婴歌 ………………… 一七
寒热温平药性赋 ……… 一七
　寒性 ………………… 一七
　热性 ………………… 一九
　温性 ………………… 二〇
　平性 ………………… 二一

药性简要三百首

序 …………………… 二四
草部 ………………… 二四
木部 ………………… 三八
果部 ………………… 四四
谷果部 ……………… 四五
金石水土部 ………… 四八
禽兽部 ……………… 四九
鳞介鱼虫部 ………… 五一
人部 ………………… 五二

汤头歌括

序 …………………… 五三
补益之剂 …………… 五三

发表之剂 ……………… 五四
功里之剂 ……………… 五七
和解之剂 ……………… 五八
表里之剂 ……………… 五九
消导之剂 ……………… 六一
理气之剂 ……………… 六二
理血之剂 ……………… 六四
祛风之剂 ……………… 六五
祛寒之剂 ……………… 六六
祛暑之剂 ……………… 六七
利湿之剂 ……………… 六八
润燥之剂 ……………… 七〇
泻火之剂 ……………… 七一
除痰之剂 ……………… 七四
收涩之剂 ……………… 七五
杀虫之剂 ……………… 七六
痈疡之剂 ……………… 七六
经产之剂 ……………… 七六

切总伤寒

序 ……………………… 八〇
伤寒四字经 …………… 八〇
六经传变歌 …………… 八二
六经正病歌 …………… 八三
伤寒表半里三症用药歌
……………………… 八四
阳症阴症 ……………… 八四
阳症似阴阴症似阳 …… 八四
阳厥阴厥 ……………… 八四
血脉黄 ………………… 八五
湿症黄 ………………… 八五
柔痉刚痉 ……………… 八五
伤寒有四症相类 ……… 八六
伤寒至捷法歌 ………… 八六
补遗诸汤名附 ………… 八八
说约歌 ………………… 九四
太阳经 ………………… 九四
春夏秋三时感冒 ……… 九五
阳明症 ………………… 九五
阳明胃腑本实病 ……… 九五
少阳症 ………………… 九六
太阴症 ………………… 九六
少阴症 ………………… 九七
厥阴症 ………………… 九七
两感症 ………………… 九八
真寒症 ………………… 九八
逆结症 ………………… 九八
热结症 ………………… 九九
三阳合病 ……………… 九九
挟血症 ………………… 九九
鼻衄症 ………………… 一〇〇
瘀血症 ………………… 一〇〇

蓄血症 …………… 一〇〇

发斑症 …………… 一〇一

斑烂症 …………… 一〇一

阳毒症 …………… 一〇一

阴阳毒症 ………… 一〇二

阳厥症 …………… 一〇二

阴厥症 …………… 一〇二

二痉症 …………… 一〇三

格阳症 …………… 一〇三

如狂症 …………… 一〇三

过汗口渴症 ……… 一〇四

亡阳症 …………… 一〇四

无阳症 …………… 一〇四

戴阳症 …………… 一〇五

撮空症 …………… 一〇五

懊憹症 …………… 一〇五

下脓血 …………… 一〇六

蛔厥症 …………… 一〇六

狐惑症 …………… 一〇六

越经症 …………… 一〇七

食积症 …………… 一〇七

脚气症 …………… 一〇八

挟痰症 …………… 一〇八

劳力感寒症 ……… 一〇八

色复症 …………… 一〇九

百合瘥后昏沉、错语、

劳复、食复等症

………… 一〇九

晚发症 …………… 一〇九

大头伤寒 ………… 一一〇

黄耳伤寒 ………… 一一〇

赤膈伤寒 ………… 一一一

麻脚伤寒 ………… 一一一

胎前伤寒 ………… 一一一

产后伤寒 ………… 一一二

增补脉诀

序 ………………… 一一三

浮脉 ……………… 一一三

沉脉 ……………… 一一五

迟脉 ……………… 一一六

数脉 ……………… 一一八

滑脉 ……………… 一一九

涩脉 ……………… 一二〇

虚脉 ……………… 一二二

实脉 ……………… 一二三

长脉 ……………… 一二四

短脉 ……………… 一二五

洪脉 ……………… 一二六

微脉 ……………… 一二七

紧脉 ……………… 一二八

缓脉 ……………… 一二九

芤脉 …………………… 一三一

弦脉 …………………… 一三二

革脉 …………………… 一三三

牢脉 …………………… 一三四

濡脉 …………………… 一三五

弱脉 …………………… 一三六

散脉 …………………… 一三七

细脉 …………………… 一三八

伏脉 …………………… 一三九

动脉 …………………… 一四〇

促脉 …………………… 一四一

结脉 …………………… 一四二

代脉 …………………… 一四三

疾脉 …………………… 一四五

大脉 …………………… 一四五

小脉 …………………… 一四六

清脉 …………………… 一四六

浊脉 …………………… 一四六

诊脉赋 …………………… 一四七

诊脉入式歌 ………… 一四八

校注后记 ………… 一五三

医门初步

序

《医方捷径珍珠囊》原胡公淡先生之遗书，而初学医术之门也。但词句繁多，难以豁达，今将简要摘入一帖，名曰"初步"，亦知医之捷径云尔。

本草引序

夫医者，意也。药不执方，合宜而用。投机应病，则酌杯可以起沉疴；造妙通玄，虽刀圭①足以延寿考。非惟愈疾，亦可颐生。斯术之传，其来尚矣。自神农尝百草以济苍生，逮黄帝辨四方而兴《素问》，历代之圣君哲辅，靡不留心。自古之孝子仁人，咸知注意。《玉函》《金匮》，无非济世之良方，《红杏》《青囊》，莫匪活人之秘典。是以人生两间②，身缘四大③，感风寒暑湿之侵蒸，或喜怒忧思之郁结，苦乐荣悴悉损精神，饥饱逸劳俱伤气血，真元才触景以中亏，邪气即乘虚而外感。有生难免，具体皆

---

① 刀圭：旧时量药之器具，此指医药。
② 两间：指天、地之间。
③ 四大：指地、水、火、风四种构成物质的基本元素，又名四界。

然。仲尼岂不能避疾保身，康子①尤未免问安馈药。且药性有寒热温毒，人禀有虚实盛衰，未达其由，岂可遽尝，必有恒心，斯能永济。

望闻问切，须详审于临诊之时；补泄宣通，尤谨严于投剂之际。先后缓急有其序，涩滑燥湿得其宜，则到口触疴，应手辄效。假如心胸饱满，服萝卜而宽舒；肚腹胀膨，饮牵牛而快利。麻黄发散，入肠胃则汗流；瓜蒂宣通，下咽喉而涎涌。药无不效，用当极灵。试嚼乌梅，遽齿酸而津溢；才吹皂角，立鼻嚏以气通。啜荆芥则泪垂，啮花椒而气闭。龟尿解噤，鼠骨生牙，磁石引针，琥珀拾芥②，鸾胶③续剑，獭胆④分杯。血投藕而不凝，漆得蟹而自散。葱汁可以熬桂作水，蟾膏乃能软玉如泥。凡物性各有不同，在智者随宜取用。略举数端证验，以明一切殊功。诚能识性知机，用若通神入圣。是以扁鹊、华佗⑤各展惊人之技，稚川⑥、思邈咸垂救世之慈。

---

① 康子：即季孙肥，春秋时期鲁国的正卿。《论语·乡党篇第十·十六》："康子馈药，拜而受之，曰：丘未达，不敢尝。"意为季康子赠送药物，孔子拜谢接受药品，说：我对药性不了解，不敢品尝。

② 琥珀拾芥：芥：小草，引申为轻微纤细的东西。琥珀摩擦后生电，能吸引细小的东西。比喻互相感应。出自汉代王充《论衡·乱龙》："顿牟拾芥，磁石引针。"

③ 鸾胶：据《海内十洲记·凤麟洲》载，西海中有凤麟洲，多仙家，煮凤喙麟角合煎作膏，能续弓弩已断之弦，名续弦胶，亦称"鸾胶"。

④ 獭胆：即獭的胆囊。传说其能把酒分开，亦可供药用。

⑤ 佗：原作"陀"，据文义改。

⑥ 稚川：即葛洪，字稚川，东晋道教学者、著名炼丹家、医药学家。

每用单行，或时兼便，以为一物专攻，则气纯而急速；数般相制，乃味杂而效迟。唯相须佐使者配合，则并力以取功；若相反畏忌者交参，必争仇而播毒。当瘳转剧，贻患匪眇。与其不能研精灼见，孰若但从简要易知。抑且省其冗繁，况复便于仓卒。然药之真伪，休戚所关；方之否臧①，安危是系。必合精详有据，岂宜灭裂无宗。须裒②众善之长，庶合万全之效。取其易捷，不特便于旅途；拔其精华，实有利于人己。授诸例以分门，比诸类而列款。举册可以对症求方，疗疾更宜随时用药。虽同一症，详其新久重轻，必按诸方，慎择刚柔紧慢。如缠肤腠，但用轻清；若固膏肓，必施瞑眩③。况风土有炎凉之异，气禀有厚薄之殊。贵人富室，治亦异乎贫穷；处子尼媪，疗难同于妻妾。要在知之审而见之明，尤必制之精而用之当。炮熬煮炙，雷公论之甚详；表里阴阳，岐伯言之至备。盖以四海之广，兆民之众，札瘥④时行，非医莫疗。今予择诸方类为一帙，以便仁人之捡用，盖施药不如施方意也。是为序。

---

① 否臧：成败，善恶，优劣。否：恶；臧：善。

② 裒（póu抔）：聚集。

③ 瞑眩：本指头昏目眩、眼睛睁不开的症状。古书常把瞑眩和药物反应联系起来，指用药后产生的头晕目眩的强烈反应。《尚书·说命篇上》："若药弗瞑眩，厥疾弗瘳。"孔颖达疏："瞑眩者，令人愦闷之意也。"

④ 札瘥：因疫病、疾病而死，这里泛指疾病流行。

药性赋

　　济世之道，莫先于医；疗病之功，莫先于药。医乃九流魁首，药为百草根苗。丸散未修，药①性先识。故云：硇砂有烂肉之功，巴豆有透肠之力。丁香和胃，干姜快胸。熟②地黄补虚损，大有奇功；生地黄通血脉，诚为至品。青皮、陈皮最能理气，石脂、龙骨极③好生肌。良姜性热④，得菖蒲好治心疼；芒硝大寒，入大黄可通脏⑤结。乳香、没药⑥止痛为先；荆芥、薄荷消风第一。金沸草、款冬花能医⑦咳嗽，天南星兼半夏最化痰涎。五灵脂专能治气，玄胡索佐之尤良；黑牵牛极利小便，加滑石助之更美。朱砂祛邪伐恶，犀角疗风治狂。萹蓄、瞿麦治膀胱有疾，芫花、甘遂治水蛊偏宜。芦荟、蟾酥疗小儿疳患，蛇床、杏子治诸疥虫疮。河北团参亦治咳嗽，江南蛤蚧单疗肺痿。黄连厚肠兼能洗眼明目，槟榔下气又可退翳除昏。甘菊花清心利头，赤茯苓利水破气。枳壳、厚朴快气宽肠，桔梗、枳实开胸快膈。香附子破血治衄，骨碎补止痛

---

① 药：原作"花"，据三府会本和兴发堂本改。
② 熟：原作"生"，据三府会本和兴发堂本改。
③ 极：原作"小"，据三府会本和兴发堂本改。
④ 热：原作"大"，据三府会本和兴发堂本改。
⑤ 脏：原作"生"，据三府会本和兴发堂本改。
⑥ 药：原作"生"，据三府会本和兴发堂本改。
⑦ 医：原作"生"，据三府会本和兴发堂本改。

住疼。木香、沉香分气降气，麻黄、桂枝发汗止汗。当归①活血，茵陈退疸。生姜止呕，人参润肺尤佳；白术补中，肉蔻止泻甚美。川芎、石膏最治头疼，柴胡、黄芩能除身热。苍术除湿，猪苓②去水。五③味生津，乌梅止渴。川乌、草乌入骨搜风，附子、天雄回阳返本。宿砂、红豆消食补虚，栀子、连翘开心利热。葛根止渴，又④能开腠除风；黄柏消瘀，亦可敷疮退疸。此其大略而言⑤，本草具陈于下。

引经⑥报使药歌

小肠膀胱⑦属太阳，藁本羌活是本乡。三焦胆与肝胞络，少阳厥阴柴胡强。大肠阳明并足胃，葛根白芷升麻当。太阴肺脉中焦起，白芷升麻葱白乡。脾经少与肺部异，升⑧麻兼之白芍详。少阴心经独活主，肾经独活加桂良。通⑨经用此药为使，岂能有病到膏肓。

---

① 归：原脱，据三府会本和兴发堂本补。
② 苓：原作"梦"，据三府会本和兴发堂本改。
③ 五：原作"长"，据三府会本和兴发堂本改。
④ 渴又：二字原脱，据三府会本和兴发堂本补。
⑤ 而言：二字原脱，据三府会本和兴发堂本补。
⑥ 引经：二字原脱，据三府会本和兴发堂本补。
⑦ 膀胱：二字原脱，据三府会本补。
⑧ 升：原作"料"，据三府会本和兴发堂本改。
⑨ 通：原作"盖"，据三府会本和兴发堂本改。

六陈歌

枳壳陈皮半夏齐，麻黄狼毒及茱萸，六般之药宜陈久，入药方知奏效奇。

十八反歌

本草明言十八反，逐一从头说与听。人参沙参与芍药，玄①参紫②参及细辛，苦参、丹参共八味，一见藜芦便杀人。白及、白蔹③并半夏，瓜蒌、贝母五般真。莫见乌头与乌喙④，逢之一反疾如神。大戟芫花兼海藻，却与甘遂四般并，若遇甘草同煎服，纵有良医活不成。外有六般相反物，切须避忌⑤认之真。蜜蜡莫与葱相见，藜芦勿使酒来侵，石决明休见云母，犯了之时祸不轻。

十九畏歌

硫黄原是火之精，朴硝一见便相争。水银莫与砒霜见，狼毒最怕密陀僧。巴豆性烈最为上，偏与牵牛不顺情。丁香莫与郁金见，牙硝难合荆三棱。川乌草乌不顺犀，人参最怕五灵脂。官桂善能调冷气，若逢石脂便相

---

① 玄：原作"人"，据三府会本和兴发堂本改。
② 紫：原作"柴"，据三府会本和兴发堂本改。
③ 蔹：原作"生"，据三府会本和兴发堂本改。
④ 乌喙：原作"乌啄"，据文义改。乌喙，形容块根如乌鸦之喙。
⑤ 忌：原作"吾"，据三府会本和兴发堂本改。

欺。大凡修合看顺逆，炮熰燖炙莫相依。

妊娠服药禁歌

蚖斑①水蛭及虻虫，乌头附子配天雄。野葛水银并巴豆，牛膝薏苡与蜈蚣。三棱芫花代赭麝，大戟蝉蜕黄雌雄。牙硝芒硝牡丹桂，槐花牵牛皂角同。半夏南星与通草，瞿麦干姜桃仁通。硇砂干漆蟹爪甲，地胆茅根都失中。斑蝥荷叶马齿苋，犀角牛黄不可从。禹余粮共赤石脂，凌霄卫茅治末工。榆白皮偕预知子，伏龙没药莫相逢。王不留行赤小豆，王瓜商陆勿使攻②。神曲麦芽车前草，枳壳枳实用亦凶。元胡故纸吴茱萸，麻仁蒺藜并木通。槐实黑姜冬葵子，滑石厚朴记在胸。外有破气破血者，仔细斟酌更有功。

炮制药歌

芫花本利水，非醋不能通。绿豆本解毒，带壳不见功。草果消膨效，连壳反胀胸。黑丑生利水，远志苗毒逢。蒲黄生通血，热补血运③通。地榆医血药，连稍不住红。陈皮专理气，留白补胃中。附子救阴药，生用走皮

---

① 蚖斑：蚖，同"螈"，蝾螈、蜥蜴。斑，斑蝥。
② 攻：原作"玫"，据三府会本和兴发堂本改。
③ 运：原脱，据三府会本和兴发堂本补。

风①。草乌解风痹，生用使人蒙。人言②烧过用，赭石火煅红。入醋能为末，制度必须工。川芎炒去油，生用气痹痛。炮炼常依法，方能夺化③工。

诸中风对症用药歌

中风之症多般类，偏枯风痱并风懿，风痹四者本同宗，中人心肝脾肾肺。半身不遂肉顽麻，不知人事昏沉睡，手足抽掣痰涎壅，营卫因虚所由致。治法顺气与疏风，乌药顺气当先试，小续命兼排风汤，甚者三生饮为最。

乌药顺气散：乌药、陈皮、羌活、枳壳、姜虫④、川芎、白芷、甘草、麻黄、桔梗。

小续命汤：麻黄、人参、黄芩、芍药、防己、甘草、川芎、肉桂、防风、附子、杏仁。

排风汤：白术、当归、辣桂、川芎、杏仁、防风、独活、麻黄、甘草、白芍、白苏皮、白茯苓。

三生饮：生南星、生川乌、生附子、南木香。

---

① 皮风：外感风证。
② 人言：即砒霜。因原产信州（今江西上饶），故名信石，后隐"信"为"人言"。
③ 化：造化。
④ 姜虫：即白僵蚕，又名僵虫、天虫。

诸中寒对症用药歌

中寒之病肾为根，肾气空虚寒易侵，气弱体虚调护失，乘凉卧地也伤人。四肢厥冷俱僵直，腹痛昏迷口失音，法只宜温散药，无过五积里^①中寻。

五积散：白芷、陈皮、厚朴、甘草、桔梗、枳壳、川芎、芍药、茯苓、苍术、当归、半夏、肉桂、干姜、麻黄。

理中汤：人参、白术、干姜、甘草。

治中暑对症用药歌

伤暑做出百般病，人心胞络与胃应，胃气稍虚胃暑行，暑入口牙心则病。口渴心烦皆闷沉，或为吐泻热不定，四肢厥冷脉微虚，身体但无疼痛并。驱暑和中正气先，香薷五苓堪立应，常服六和汤最宜，外热内寒理中正。

正气散：藿香、紫苏、枳壳、砂仁、陈皮、茯苓、苍术、厚^②朴、半夏、白芷、黄荆子、甘草、吴萸、干姜。

香薷饮：香薷、厚朴、扁豆。

五苓散：猪苓、泽泻、茯苓、肉桂、白术。

六和汤：半夏、砂仁、杏仁、人参、甘草、扁豆、木

---

① 里：通"理"。治理。《穆天子传》："乃里西土之数。"

② 厚：原作"原"，据三府会本改。

瓜、藿香、香薷①、厚朴、赤茯苓。

理中汤：人参、白术、干姜、甘草。

治中湿对症用药歌

问君何以知中湿，染于杳冥②不自识，非专雨水是湿根，天气地气汗气湿。中人身体觉沉重，骨肉酸麻行不疾，渐加浮肿及身黄，治法利便除身湿。五苓除湿渗湿先，加减消详用五积，又有风湿腿疼，独活寄生汤可食。

五苓散：猪苓、泽泻、茯苓、肉桂、白术。

除湿汤：苍术、白术、甘草、茯苓、干姜、橘红、丁香。

五积散：白芷、陈皮、厚朴、甘草、桔梗、枳壳、川芎、芍药、茯苓、苍术、当归、半夏、肉桂、干姜、麻黄。

独活寄生汤：独活、寄生、芍药、防风、牛膝、当归、茯苓、秦艽、人参、细辛、川芎、杜仲、甘草、桂心、熟地。

治诸疟症用药歌

夏伤于暑秋发疟，邪风正气相交作，又因饮食不调匀，生冷停痰寒热抟。先寒后热寒疟侵，先热后寒温疟

---

① 香薷：原作"香薷"，据《太平惠民和剂局方·卷之二·治伤寒（附中暑）》"六和汤"改。

② 杳（yǎo咬）冥：幽暗。此指幽微、微细。

作，更有单热而不寒，此症名之为瘅疟。一^①日一发容易治，两日三日难捉摸。治法消暑与除痰，先服柴苓汤的确，次用截疟鬼哭丹，清脾饮是寻常药。

柴苓汤：柴胡、半夏、人参、黄芩、甘草、猪苓、泽泻、茯苓、肉桂、白术。鬼哭丹：人参、雄黄、绿豆粉。

清脾饮：青皮、厚朴、白术、半夏、柴胡、茯苓、草果、黄芩、甘草。

治诸痢对症用药歌

借问何故而成痢，盖因物积并气滞，物欲出时气不行，脾胃不和饮食致。夏月过食生冷多，及至秋来有如是，单白单红兼赤白，医者只将三则治。单红主热单白冷，冷热不和兼赤白，红痢解毒并香薷，枳壳棱莪三用得。参苓白术加木香，久痢不止还堪啜，我有神仙换骨丹，一服当先功莫测。

黄连解毒汤：黄连、黄柏、黄芩、栀子、木香、厚朴。

败毒汤：甘草、桔梗、川芎、茯苓、枳壳、前胡、羌活、独活、柴胡。

参苓白术散：人参、茯苓、白术、扁豆、陈皮、山药、莲肉、砂仁、桔梗、甘草。

---

① 一：原作"之"，据三府会本和兴发堂本改。

神仙换骨：大戟、葶苈、甘遂、芫花、豆豉、杏仁、三棱、莪术、大黄、石榴皮、巴豆、五灵脂、乌梅肉。

诸咳嗽对症用药歌

肺为华盖居上膈，只许清虚嫌滞塞，七情四气有一触，因①而咳喘一齐发。肺气风寒痰咳清，其声清和无他说，肺实风热痰白稠，其声干燥多咽噎。苏沉九宝治风寒，人参败毒除风热，四季参苏饮可兼，秋天金沸草奇绝。肺痿咯血甘桔汤，加上黄连真妙诀。

苏沉九宝汤：紫苏、麻黄、杏仁、甘草、桂枝、薄荷、陈皮、大腹皮、桑白皮。

败毒散：茯苓、甘草、枳壳、桔梗、柴胡、前胡、羌活、独活、川芎、薄荷、半夏。

参苏饮：人参、紫苏、陈皮、桔梗、前胡、半夏、干葛、茯苓、甘草、木香、枳壳。

金沸草散：甘草、麻黄、前胡、半夏、荆芥、金沸草、赤芍药。

甘桔汤：桔梗、甘草。

治霍乱对症用药歌

霍乱吐泻为何因，上吐下泻脚转筋，只缘胃气承虚

---

① 因：原作"用"，据三府会本和兴发堂本改。

弱，饮食不调元是根。日间受热夜感冷，邪气正气尤不分，所以发而为吐泻，治疗随时要酌斟。藿香正气春冬用，五积严寒可救人，夏月藿苓为要领，六和秋月有神灵。

藿香正气散：藿香、白芷、茯苓、紫苏、大腹皮、厚朴、陈皮、甘草、桔梗、半夏。

五积散：白芷、陈皮、厚朴、甘草、桔梗、枳壳、川芎、芍药、茯苓、苍术、当归、半夏、肉桂、干姜、麻黄。

藿苓汤：藿香、茯苓、泽泻、朱苓、白术。

六和汤：半夏、砂仁、杏仁、人参、甘草、扁豆、木瓜、藿香、香薷、厚朴、赤茯苓。

诸水肿对症用药歌

水肿之病出乎脾，时医不识乱猜①疑，肾水脾土而要血②，脾土一亏水无围。泛滥迸流四肢去，使人浮肿黄光辉，风肿气肿并血肿，阳水阴水也须知。风肿走注皮麻木，气肿随气消长之，血肿之病如何识，皮间赤缕血痕儿。阳水身热阴水冷，利水和脾总治之，木香流气除三肿，其者当先用刑宜。阳水身热八正散，阴水身凉胃苓奇，水肿通用牛黄散，香平散子世间稀。

木香流气饮：木香、厚朴、青皮、甘草、苏叶、陈

---

① 猜：原作"猏"，据三府会本和兴发堂本改。
② 血：按文义，疑"固"，可参。

皮、肉桂、槟榔、草果、丁皮、藿叶、木通、人参、白术、木瓜、菖蒲、白芷、半夏、麦冬、香附子、莪术、腹毛、赤茯苓。

八正散：瞿麦、萹蓄、滑石、大黄、栀子、木通、车前子、甘草。

胃苓散：苍术、陈皮、厚朴、甘草、猪苓、泽泻、茯苓、肉桂、白术。

牛黄散：黑牵牛、大黄，陈米饭锅焦。

香平散：香附子、黑牵牛、京三棱、莪术、干姜。

内消宿食对症用药歌

宿食缘何不克消，只因体弱胃脾娇，最怕过餐生冷物，遂成积滞不能调。呕恶吞酸兼噫噎，满胸气膈热随潮，头疼泄痢多般疾，虚实随人用药高。轻者三棱红丸子，重则硝黄等味调，虚寒脾积并感应，实热神芎治上焦。投剂但能依此诀，何须过虑把心操。

三棱丸：三棱、杏仁、青皮、萝卜子、干漆、神曲。

红丸子：雄黄、郁金、巴豆。

脾积丸：丁香、生木香、巴豆肉、良姜、莪术、三棱、青皮、皂角。

感应丸：百草霜、杏仁、丁香、木香、肉豆蔻、干姜、巴豆。

神芎丸：大黄、黄芩、牵牛、滑石、黄连、川芎、薄荷叶。

妇人胎产诸病对症用药歌

女科虽曰有专攻，余病皆于男子同，独有胎前并产后，血崩经候滞难通。乌沉和气常当服，更得逍遥散有功，四物汤中加减用，怀胎凉燥莫相逢。

乌沉汤：乌药、陈皮、川芎、甘草、当归、香附子、芍药。

和气饮：紫苏、川芎、陈皮、甘草、厚朴、白茯苓、荆芥。

逍遥散：当归、芍药、赤茯苓、白术、甘草、柴胡、薄荷。

四物汤：当归、川芎、白芍药、熟地。

小儿诸病对症用药歌

幼小医家另设科，一时要用不知何，惊风发热兼痰嗽，保命丹投不必多。未出痘花神异治，惊逢急慢紫金磨，腹疼吐泻宜助胃，唇口生疮化毒和。发热变蒸惺惺散，风痰潮热抱龙扶，诸疳芦荟皆通用，呕吐烧针丸对科。痢疾木香清膈饮，脐风匜口蝎稍扶，散名保命攻鹅口，夜啼猪乳四君和。

保命丹：天麻、防风、粉草、姜蚕、白附子、朱砂、郁金、麝香、全蝎、薄荷、青黛、南星、半夏。

紫金锭：人参、茯苓、茯神、辰砂、山药、乳香、赤石脂、白术、金箔。

神异丹：全蝎、天麻、薄荷、防风、干葛、姜蚕、半夏、南星、荆芥穗、升麻、芍药、甘草、川芎。

助胃丹：猪苓、泽泻、茯苓、肉桂、白术、苍术、陈皮、厚朴、甘草、肉豆蔻。

五福化毒丹：玄参、桔梗、茯苓、人参、青黛、牙硝、甘草、麝香、金银箔。

抱龙丸：胆南星、天竺黄、雄黄、辰砂、麝香。

惺惺散：人参、白术、甘草、桔梗、白茯苓、天花粉、白芍药、细辛根。

芦荟丸：黄连、龙胆草、芜荑、芦荟。

烧针丸：黄丹、朱砂、枯矾。

木香清膈饮：木香、人参、甘草、厚朴、陈皮、茯苓、杏仁、鸡苏、宿砂、麦冬。

保命散：枯矾、朱砂、乌牙硝。

蝎稍散：全蝎稍、姜蚕、片脑、麝香。

猪乳膏：琥珀、防风、朱砂。

四君子汤：人参、白术、茯苓、甘草、山药、扁豆。

诊视婴孩脉理歌

三五婴孩脉未全，只凭虎口指头间，原分左右观男女，寅卯关边仔细探。脉现寅关纹细短，轻灾易治不为

难，寅关脉起连通卯，病势根深莫小看。若透三关辰位
上，总逢卢扁也难痊。

育婴歌

养子须调护，看承①莫纵驰，乳多终损胃，食壅即伤
脾。衾厚非为益，衣单正所宜，无风频见日，寒暑顺天
时。又云：若要小儿安，常带三分饥与寒。

寒热温平药性赋

寒 性

诸药识性，此类最寒。犀角解乎心热，羚羊清乎肺肝。
泽泻利水通淋而补阴不足，海藻散瘿破气而治疝何难。

闻知菊花能明目而清头风，射干疗咽闭而消痈毒。薏
苡理脚气而除风湿，藕节消瘀血而止吐衄。瓜蒌子下气润
肺喘兮，又且宽中；车前子止泻利小便兮，尤能明目。是
以黄柏疮用，兜铃嗽医。地骨皮有退热除蒸之效，薄荷叶
宜消风清肿之施。宽中下气，枳壳缓而枳实速也；疗肌解
表，干葛先而柴胡次之。百部治肺热咳嗽可止，栀子凉心
肾鼻衄最宜。玄参治结热毒痈清利咽膈，升麻消风热肿毒
发散疮痍。

尝闻腻粉抑肺而敛肛门，金箔镇心而安魂魄。茵陈主

---

① 看承：护持，照顾。

黄疸而利水，瞿麦治热淋之有血。朴硝通大肠破血而止痰癖，石膏坠头疼解肌而消烦渴。前胡除内外之痰湿，滑石利六腑之涩结。天门冬止嗽①消血痰而润肝心，麦门冬清心解烦渴而除肺热。

又闻治虚烦除哕呕，须用竹茹；通秘结导瘀血，必资大黄。宣黄连治冷热之痢，又厚肠胃而止泻。淫羊藿疗风寒之痹，且补阴虚而助阳。茅根止血与吐衄，石韦通淋于小肠。熟地黄补血而且疗虚损，生地黄宣血而更医眼疮。赤芍药破血而疗腹疼，烦热亦解；白芍药补虚而生新血，退热尤良。

若乃消肿满逐水于牵牛，除毒热杀虫于贯众。金铃子治疝气而补精血，萱草根治五淋而消乳肿。侧柏叶治血崩血漏之疴，香附子理血气妇人之病。地肤子利膀胱，可洗皮肤之风；山豆根解热毒，能止咽喉之痛。白鲜皮去风，治筋弱而疗足顽痹；旋覆花明目，治头风而消痰嗽壅。

又况荆芥穗清头目，便血疏风散疮之用；瓜蒌根疗黄疸，毒痛消渴解痰之施。地榆疗崩漏，止血止痢；昆布破疝气，散瘿散瘤。疗伤寒，解虚烦，淡竹叶之功倍；除结气，破瘀血，牡丹皮之用同。知母止嗽而骨蒸退，牡蛎涩精而虚汗收。贝母清痰，止嗽咳而润心肺；桔梗下气，利胸膈而治咽喉。

若夫黄芩治诸热，兼主五淋；槐花治肠风，亦医痔痢。常山理痰结而治温疟，葶苈泻肺喘而通水气。

---

① 嗽：原作"漱"，据文义改。

此六十六种药性之寒，又当考《图经》以拷其所治，观方书以参其所用焉，则庶几①矣。

热　性

药有温热，又当审详。欲温中以荜茇，乃发散以生姜。五味子止嗽痰，且滋肾水；腽肭脐②疗痨瘵，更壮元阳。

原夫川芎祛风湿，补血清头；续断治崩漏，益筋强脚。麻黄表汗以疗咳嗽，韭子助阳而医白浊。川乌破积，有消痰治风痹之功；天雄散寒，为去湿助精阳之药。

观夫川椒达下，干姜暖中。胡芦巴治虚冷之疝气，生卷柏破癥瘕而血通。白术消痰壅，温胃，兼止吐泻；菖蒲开心气，散冷，更治耳聋。丁香快脾胃而止吐逆；良姜止心气痛之攻冲。肉苁蓉填精益肾，石硫黄暖胃驱虫。胡椒主去痰而除冷，秦椒主攻痛而治风。吴茱萸疗心腹之冷气，灵砂定心脏之怔忡。

夫散肾冷，助脾胃，须荜澄茄；疗心疼，破积聚，用蓬莪术。缩砂止吐泻安胎，化酒食之剂；附子疗虚寒翻胃，壮元阳之药。白豆蔻治冷泻，疗痛止痛于乳香；红豆蔻止吐酸，消血杀虫于干漆。

岂不知鹿茸生精血，腰脊崩漏之均补；虎骨壮筋骨，寒湿毒风之并祛。檀香定霍乱，而心气之疼愈；鹿角秘精髓，

---

① 庶几：差不多。
② 腽肭脐：即海狗肾，又名貐兽，腽肭兽。

而腰脊之痛除。消肿益脾于米醋；下气散寒于紫苏。扁豆助脾，则酒有破血行药之用；麝香开窍，则葱为通中发汗之需。

常观五灵脂治崩漏，理血气之刺痛；麒麟竭止血出，疗金疮之伤折。麋茸壮阳以助肾；当归补虚而养血。乌贼骨止带下，且除崩漏目翳；鹿角胶住血崩，能补虚羸劳绝。白花蛇治瘫痪，除风痒之癫疹；乌稍蛇疗不仁，去疮疡之风热。

《图经》云乌药有治冷气之理；禹余粮乃疗崩漏之因。巴豆利痰水，能破积热；独活疗诸风，不无久新。山茱萸治头晕遗精之药，白石英医咳嗽吐脓之人。厚朴温胃而去呕胀，消痰亦妙；肉桂行血而疗心痛，止汗如神。

是则鲫鱼有温胃之功，代赭乃镇痰之剂。沉香下气补肾，定霍乱之心疼；橘皮开胃去痰，导壅滞之逆气。

此六十种药性之热，又当博《本草》而取治焉。

温 性

温性总括，医家素谙。木香理乎气滞，半夏主于风痰。苍术治目盲，燥皮去湿宜用；萝卜去膨胀，下气制面尤堪。

况夫钟乳粉补肺气，兼疗肾虚；青盐治腹疼，且滋肾水。山药而腰湿能医，阿胶而痢嗽皆止。赤石脂治精浊而止泻，兼补崩中；阳起石暖子宫以壮阳，更疗阴痿。

诚以紫菀治嗽，防风祛风。苍耳子透脑涕止，威灵仙宣风气通。细辛去头风止嗽而疗齿痛；艾叶治崩漏安胎而医痢红。羌活明目驱风，除筋挛肿痛；白芷止崩治肿，疗痔漏疮痈。

若乃红蓝花通经，治产后恶血之余；刘寄奴散血，疗汤火金疮之苦。减风湿之痛则菌芋叶，疗折伤之症则骨碎补。藿香叶辟恶气而定霍乱；草果仁温脾胃而止呕吐。巴戟天治阴疝白浊，补肾尤滋；玄胡索理气痛血凝，调经有助。

尝闻款冬花润肺，去痰嗽以定喘；肉豆蔻温中，止霍乱而助脾。抚芎定经络之痛，何首乌治疮疥之资。姜黄能下气，破恶血之积；防己宜消肿，去风湿之施。藁本除风，主妇人阴痛之用；仙茅益肾，扶元气虚弱之衰。

乃曰破故纸温肾，补精髓与劳伤；宣木瓜入肝，疗脚气并水肿。杏仁润肺燥止嗽之剂，茴香治疝气肾疼之用。诃子生精止渴，兼疗泻泄之疴；秦艽攻风逐水，又除肢节之痛。槟榔豁痰而逐水，杀寸白虫；杜仲益肾而添精，去腰肾重。当知紫石英疗惊悸崩中之疾，橘核仁治腰痛疝气之癫。金樱子兮满遗精，紫苏子兮下气涩。淡豆豉发伤寒之毒，大小蓟除诸血之鲜。益智安神，治小便之频数；麻仁润肺，利六腑之燥坚。

抑又闻补虚弱、排脓疮，莫若黄芪；强腰脚、壮筋骨，无如狗脊。菟丝子补肾以明目，马蔺花治疝而有益。

此五十四种药性之温，更宜参《图经》而默识也。

平　性

评论药品，平和性存。以硇砂而去积，用龙齿以安魂。青皮快膈除膨胀，且利脾胃；芡实益精治白浊，兼补真元。原来木贼草去目翳，崩漏亦医；花涩石治金疮，血行则却。

决明①刊肝气，治眼之剂；天麻主脾湿，祛风之药。甘草和诸药而解百毒，盖以性平；石斛平胃气而补肾虚，更医脚弱。

观夫商陆治肿，覆盆益精。琥珀安神而散血，朱砂镇心而有灵。牛膝强足补精，兼疗腰痛；龙骨止汗住湿，更治血崩。甘松理风气而痛止，蒺藜疗风疮而目明。人参润肺宁心，开脾助胃；蒲黄止崩治衄，消瘀调经。

岂不以南星醒脾，去惊风痰吐之病；三棱破积，除血块气滞之症。没石主泄泻而神效，皂角治风痰而响应。桑螵蛸疗遗精之泄，鸭头血医水肿之盛。蛤蚧治劳嗽，牛蒡疏风壅之痰；全蝎主风瘫，酸枣仁主治火之病。

尝闻桑寄生益血安胎，且止腰痛；莱菔子去膨下气，亦令胃和。小草、远志，俱有宁心之妙；木通、猪苓，尤为利水之多。莲肉有清心醒脾之用，没药乃痔疮散血之科。郁李仁润肠宣水，去浮肿之疾；赤茯神宁心益智，除惊悸之痫。白茯苓补虚劳，多在心脾之有准；赤茯苓破结血，独利水道以无过。

因知麦蘖有助脾化食之功，小麦有止汗养心之力。白附子去面风之游走，大腹皮治水肿之泛溢。椿根白皮主泻血，桑根白皮主喘息。桃仁破瘀血兼治腰疼，神曲健脾胃

---

① 明：原作"门"，据《珍珠囊补遗药性赋·平性》改。

而进饮食。五加皮坚筋骨以力行，柏子仁养心神而有益。

抑又闻安息香辟恶，且止心腹之痛；冬瓜仁醒脾，实为饮食之资。僵蚕治诸风之喉闭，百合敛肺劳之嗽痿。赤小豆解百毒，疮肿宜用；枇杷叶下逆气，哕呕亦医。连翘排疮脓与肿毒；石楠叶利筋骨与皮毛。谷蘖①养脾，阿魏除邪气而破积；河车补血，大枣和药性以开脾。

然而鳖甲治劳疟，兼破癥瘕；龟甲坚筋骨，更疗崩疾。乌梅主便血疟痢之用，竹沥治中风声音之失。

此六十八种平和之药，更宜参《本草》而求其详也。

---

① 谷蘖：即谷芽。蘖，指树木砍去后从残存茎根上长出的新芽，泛指植物近根处长出的分枝。

药性简要三百首

序

余尝观《本草备要》，注释药性言之谆谆，非不详明，但句读之长短，旁治之纷论，难以诵读记忆。今编辑歌括共三百首，名曰"简要"，俾学者易于成诵，不致开卷咿唔①，临症周张②云尔。

草 部

黄芪甘温而补中，阳虚自汗妙无穷，生血生肌排脓托，痘症不起有神功。

甘草甘温和诸方，品称国老道称王，补脾泻火兼解毒，能协群药引经良。

人参苦凉熟甘温，泻火益土复生金，大补肺中真元气，虚劳内伤脉绝生。

沙参苦寒补肺良，清肺养肝益肾强，久嗽金受火克用，寒客肺中嗽勿尝。

丹参平苦补心血，破宿生新调经脉，女科要药四物

---

① 咿唔（yīwú 衣无）：象声词。读书声。

② 周张：犹惆怅。迷茫，不知所措。明代袁宏道《湖上别同方子公赋》："醉中发狂思，醒后益周张。"

兼，大治肠鸣腹痛切。

玄参苦寒亦入肾，伤寒阳毒发斑症，无根浮游火上熏，喉痹咽痛一切称。

白术甘苦燥湿强，甘温补脾和中央，安胎止泻服俱愈，胸中胀满不相当。

苍术甘温而辛烈，燥胃强脾发汗彻，恶气能辟湿能除，燥结多汗忌相克。

萎蕤甘平能补中，目痛眦烂有殊功，清心润肺除烦渴，且治淫风与湿风。

黄精平甘中气益，填精补髓助筋力，久服不饥可成仙，九蒸九晒用更密。

狗脊甘温益肾肝，能利俯仰强机关，脚弱腰痛寒湿痹，失溺不①节一切堪。

石斛甘平入脾巷，益精强阴暖水脏，能平胃气补虚劳，发热自汗用之当。

远②志辛温达心丝，强志益智通肾余，迷惑善忘惊梦泄，聪耳明目总能医。

菖蒲辛苦而又温，香散补肝且益心，发声明目开心孔，通利九窍有声名。

牛膝苦平走少阴，能引诸药往下行，腰膝筋骨足痛

---

① 不：原作"六"，据文义改。
② 远：原作"达"，据三府会本和兴发堂本改。

效，误用堕胎宜酌斟。

菊花甘平疗目可，清心明目治风火，火降热除翳膜挥，头目眩运①用不左。

五味性温五味齐，敛肺滋肾生津液，风寒初嗽切勿用，气虚病久喘嗽宜。

天冬苦寒入肺经，消痰降火复清金，滋肾润燥且止渴，痰嗽喘促嗌干灵。

麦冬苦寒入心经，消痰止嗽又生津，清心润肺除烦热，客热虚劳②脉绝生。

款冬辛温气纯阳，泻热润肺止嗽强，消痰除烦治咳逆，喘渴喉痹吐血良。

紫菀辛温入肺间，润肺下气治血痰，补虚调中消痰渴，肺经虚热咳嗽堪。

旋覆辛温入肺经，下气行水消痰凝，噫气不除服而效，头目之风用亦灵。

百部甘温润肺间，肺热咳嗽用亦然，杀虫骨蒸传尸用，疳积疥癣寒嗽痊。

桔梗苦平入肺经，诸药舟楫载上行，开提气血散寒邪，清利头目咽喉疼。

兜铃苦寒清肺热，大肠经热用之捷，复疗血痔与瘘

---

① 运：通"晕"，眩晕。《灵枢·经脉》："五阴气俱绝，则目系转，转则目运。"

② 劳：原作"旁"，据文义改。

疮，以及喘促痰嗽咳。

白前辛甘性微寒，降气止嗽且下痰，肺气壅实用皆效，胸膈逆满服必安。

白及收涩并苦辛，可知其令得秋金，专入肺经吐血病①，肺皆损伤能复生。

半夏辛温燥湿痰，下气止呕治头眩，痰厥头痛伤寒热，反胃吐食胸胀堪。

南星辛温祛风痰，能治惊痫与风眩，身强口噤固能效，痈毒疥癣亦克痊。

贝②母解郁辛苦寒，能润心肺清虚痰，虚劳烦热兼咳嗽，吐血肺痿肺痈痊。

瓜蒌甘寒治热痰，降下痰气清上炎，生津止渴咳嗽要，犹能清咽利肠间。

花粉甘寒入胃经，降火润肺滑痰痕，解渴生肌排脓托，痈肿热狂时疾平。

夏枯苦寒气纯阳，目珠夜痛解热强，能散结气治瘰疬，肝中血火补缓良。

海藻咸寒瘰疬丸，功专除热软坚痰，瘿瘤结核服而愈，阴溃坚聚用亦痊。

独活辛温入少阴，本经伤风之头疼，风热齿痛服皆应，痉痫湿痹用俱享。

---

① 病：原作"血"，据文义改。
② 贝：原作"只"，据三府会本改。

羌活辛温性上升，泻肝搜风有奇能，肌表入风邪能散，周身百节痛可征。

防风辛温气浮升，搜肝泻肺用得真，去风胜湿之要药，赤目能散滞气行。

藁本辛温入脑顶，太阳风药寒郁恳，本经头痛必用之，胃风泄泻不须审。

葛根辛甘性又平，能鼓胃气而上行，生津止渴解肌热，升阳散火发痘疹。

升麻甘平入阳明，能引诸药往上升，崩中带下用有验，久泄脱肛效愈灵。

白芷辛温气芳香，阳明头痛及眼眶，眉棱骨痛牙齿痛，活血排脓止痛长。

细辛辛温走少阴，本经头痛喉痹忻①，能通精气利九窍，味厚性烈用数分。

柴胡苦寒治伤寒，伤寒邪热热火煎，诸疟寒热并呕吐，口苦耳聋胁痛痊。

前胡辛温解风寒，功专下气理胸间，痰热哮喘咳嗽要，一切风痰独能宣。

麻黄辛温散肺寒，发汗开孔此为先，咳逆上气痰哮用，不宜妄施夏月天。

荆芥辛温入肝分，发表祛风理血病，功专能散血中

---

① 忻（xīn 新）：同"欣"。

风，及治崩中产血运。

连翘苦寒入心胞，能治诸疮似火燎，散结泻火兼解毒，消肿排脓用此高。

紫苏辛温叶散寒，发汗解肌祛风痰，梗能顺气安胎孕，子能降气开郁闲。

薄荷辛温搜肝窍，消散风热头目要，中风失①音及嗽痰，小儿惊痫骨蒸妙。

木贼甘温中空虚，性能发汗亦解肌，升散火郁并风湿，目疾膜翳总能祛。

苍耳甘温善发汗，头痛能治风湿散，肢挛痹疼身痒瘙，齿痛鼻渊一切验。

天麻辛温入肝经，疏风散痰治头晕，虚中之风皆能定，风虚眩运功益神。

秦艽苦平去风湿，手足不遂能治之，风寒湿痹身拘挛，虚劳骨蒸宜所施。

豨莶味辛其性温，肝肾风气服必享，四肢麻痹筋骨痛，一切风湿可使征。

灵仙辛温善走行，宣通五脏十二经，中风头痛俱能治，痛风顽痹效若神。

钩藤苦寒平肝风，宣去风热定惊童，头旋目眩与心热，惊啼瘛疭此为宗。

---

① 失：原作"朱"，据文义改。失音，是指神清而声音嘶哑，甚至不能发出声音的症状。

当归甘温而和血，心肝脾经能通彻，专治劳热与虚寒，血症不足妇人切。

川芎辛温而行血，能助清阳开郁结，头目血海上下行，血虚头痛验胎捷。

白芍苦寒能伐肝，敛汗安胎退热烦，心痞胁痛及阴气，泻痢后重腹痛专。

赤芍苦酸性微寒，血中之滞能行焉，风寒产后君休采，土中泻木治得权。

生地苦寒而凉血，专治吐衄崩中切，能泻丙火清燥金，消瘀通经平血逆。

熟地甘温入肾经，滋肾填髓补真阴，聪耳明目生精血，劳伤胎产百病清。

首乌甘苦温补肝，收敛精气阴疟痊，养血祛风强筋骨，乌须黑发延寿年。

丹皮苦寒吐衄痊①，专泻血中伏火煎，和血凉血而生血，破积通经除热烦。

续断苦温补肾肝，独治腰痛胎漏完，宣通血脉理筋骨，崩带遗精血痢堪。

碎补苦温补肾经，耳鸣肾虚久泻宁，故治折伤并牙痛，破血止血莫与京②。

---

① 痊：原作"九"，据兴发堂本改。
② 莫与京：没有哪个比它更大的。京，大。此引申为重要。

益母苦寒通行血，去瘀生新调经脉，血运^①血痛及血风，血淋胎漏崩带切。

泽兰甘苦而泻热，和血舒脾散郁结，吐血破宿调月经，产后血沥腰痛得。

白薇苦咸而又寒，妇人伤中淋露堪，血热廷孔^②郁结用，阳明冲任此为先。

艾叶辛温性纯阳，理逐气血寒湿当，经调胎安子宫暖，吐衄崩带腹痛藏。

延胡辛苦而又温，活血利气第一君，月候不调服更妙，上下内外诸痛亨。

红花辛温入肝经，破瘀和血用得真，少用养血多行血，经闭逢之必有灵。

茜草酸咸气且温，行滞走肝又入营，故能行血复止血，消瘀通经止吐崩。

紫草咸寒入血分，凉血和血宜此顺，又泻血热并滑肠，以及痘疮热毒盛。

小蓟味甘而性温，皆能下气破血停，去瘀生新兼凉血，并治结热与血淋。

三七甘苦又微温，散血定痛吐血灵，金疮杖疮之要药，崩血痢血衄血陈。

---

① 运：通"晕"。

② 廷孔：即阴户。《素问·骨空论》："督脉者，起于少腹以下骨中央，女子入系廷孔。其孔，溺孔之端也。"张隐庵集注："廷孔，阴户也。溺孔之端，阴内之产门也。"

地榆苦寒性沉涩，能入下焦除血热，复治吐衄并崩中，肠风血痢真敏切。

蒲黄甘平性滑涩，生用行血炒止血，气血腹痛灵脂兼，行血消瘀通经脉。

郁金苦寒性上升，血气诸痛吐衄灵，下气破血散肝郁，及治妇人经逆行。

姜黄苦寒入脾经，能理血中之气行，下气破血消风肿，功力犹烈于郁金。

莪术辛苦而气温，故能消瘀且通经，气中之血悉能破，立解心腹诸痛疢①。

三棱苦平入肝经，老块坚积一扫平，血中之气立刻破，血瘀气结速能行。

茅根甘寒阳明胃，消瘀止血复止哕，甘寒能引血下行，吐衄诸血无庸废。

大黄苦寒入大肠，能治伤寒发热狂，下痢腹痛并里急，一切实热正相当。

黄芩苦寒泻肺火，养阴进阳且解渴，入同白术最安胎，澼痢腹痛兼芍药。

黄连苦寒泻心肝，燥湿开郁解渴烦，且厚肠胃治痞满，肠澼泻痢木香兼。

胡连苦寒而泻心，能清烦热及骨蒸，小儿惊疳之良

---

① 疢（chén臣）：同"瘝"，腹病。

药，复消果子积是真。

苦参苦寒燥湿热，温病血痢俱能彻，泻火止渴并生津，明目止泪大风捷。

知母苦寒清肺金，下润肾燥而滋阴，消痰止渴兼定嗽，且治烦热并骨蒸。

胆草苦寒沉下行，益肝胆而泻火熏，下焦湿热①惟此逐，肝经湿热力能胜。

青黛味咸其性寒，色青散火及泻肝，中下蓄蕴风热解，又治伤寒与发斑。

牵牛辛热入肺经，大泻气分湿热侵，能通大肠幽门气，大小便秘用自肫②。

防己苦寒太阳经，能泻血分湿热侵，疗风利水之要药，寒湿脚气水肿灵。

葶苈辛苦而大寒，止嗽定喘消肿痰，大泻气闭通行水，肺中水气膹急痊。

甘遂苦寒且有毒，肾经水湿能导出，总为下水之药君，大腹肿满用此物。

大戟苦寒有毒兮，脏腑水湿尽能驱，大能行水利二便，十二水病更相宜。

常山辛苦而又寒，引吐行水祛老痰，专治诸疟并积饮，吐痰截疟此古先。

---

① 热：原脱，据三府会本补。
② 肫：古同"纯"。《方言·十三》："肫，好也。"

木通甘淡体虚轻，下通大小膀胱经，淋沥不通泻火效，除烦退热化液津。

通草气寒其体轻，味淡则升入胃经，通气上达下乳汁，五淋水肿一切亨。

泽泻甘淡又微咸，利便直入膀胱间，泻去肾经之火邪，清气上行止头旋。

车前甘寒而通淋，凉血泻热利水清，其利小便不走气，强阴益精令目明。

灯草甘寒体轻扬，能清肺热利小肠，心能入心降心火，利水清热明目良。

瞿麦苦寒降心火，膀胱邪热逐之妥，治淋要药利小肠，破血利窍于斯可。

萹蓄味苦其性平，能治黄疸与热淋，复杀虫疥利小便，蛔蚊腹痛用亦灵。

地肤苦寒精阴强，复除虚热入膀胱，皮肤之风特此去，利便通淋散恶疮。

石韦苦甘又微寒，能清肺经滋化源，并通膀胱利水道，益①精补劳治淋丹。

茵陈苦寒燥湿热，退疸惟此功最捷，通利湿热治诸黄，一切黄疸称奇德。

香薷辛散肤蒸热，温解心腹之凝结，利湿清暑是药

---

① 益：原作"妨"，据三府会本和兴发堂本改。

君，霍乱转筋无事别。

青蒿苦寒入厥阴，骨蒸劳热用之灵，及治蓐劳虚热病，鬼气尸疰服必宁。

附子辛热又纯阳，回阳补肾命火强，通逐表里风寒湿，沉寒痼冷用不妨。

草乌辛苦而大热，搜风胜湿开痰结，以毒攻毒胜川乌，无所酿制不可摄。

白附辛热入阳明，能引药热往上行，风痰面疾皆能治，冷气诸风却可平。

故纸辛苦而大温，燥补命门相火熏，丹田能暖小便缩，腰痛肾虚泄泻亨。

苁蓉甘温咸入肾，能补命门火不峻，滋润五脏滑大肠，益髓强筋绝阳称。

锁阳味甘其性温，兴阳益精复补阴，故滑大肠治痿溺，亦能润燥及养筋。

巴戟甘温入肾经，强阴益精用得真，并治劳伤散风湿，风气脚气水肿倾。

芦巴苦温且纯阳，燥补肾命寒湿当，能暖丹田肾虚冷，瘕疝冷气用更强。

仙茅辛热助命门，阳道能益耳目明，虚劳失溺用皆效，腰脚冷痹服能行。

菟丝甘平补三阴，强阴益精此为尊，精寒淋沥用之妙，祛风明目治从因。

覆盆甘酸而微温，能益肾脏且固精，起阳痿以综小便，补肝虚而令目明。

蒺藜苦温补肾中，辛温泻肺散肝风，益精明目虚劳当，遗精带下癥瘕攻。

使君甘温健脾雄，能除虚热杀藏虫，小儿诸病之要药，足羡一丸火吾宫①。

益智辛热入肾经，能燥脾胃补肾心，故摄涎吐缩小便，且治肠痛及泄精。

砂仁辛温补肺②经，和胃醒脾调气凝，通行结滞治腹痛，痞胀噎膈呕吐灵。

白蔻辛热暖胃经，吐逆反胃此为尊，酒积能消滞气散，及治翳膜皆红筋。

肉蔻辛温气又香，理脾暖胃涩大肠，下气调中治积冷，能止虚泻冷痢强。

草蔻辛热暖胃寒，寒客胃痛用此拈，且疗噎膈并反胃，复治痞满及吐酸。

香附辛平月经调，九气诸痛一切疗，通行八脉经十二，妇人逢之用此高。

木香辛温气分入，三焦诸气降升物，呕逆反胃后重调，任人气痛总驱出。

① 宫：五音之一，五行属脾土。
② 肺：原作"脯"，据三府会本改。

藿香辛温能快气，和中开胃止呕利，总疗吐泻腹绞疼，正气通畅百邪避。

茴香辛热入膀胱，温暖丹田命门强，开胃下食调中呕，小肠冷气疝气良。

良姜辛热能暖胃，散寒消食醒酒贵，吐恶噎膈可服之，胃脘冷痛无庸废。

荜茇辛热除胃寒，温中下气消食痰，虚冷肠鸣阴疝验，头痛牙疼鼻渊痊。

银花甘寒热毒舒，痈疽疮痛一切除，肠澼恶疮血痢用，外科诸药莫离吾。

公英甘平入太阴，泻热解毒消肿军，专治乳痈之药首，非此安能除其根。

鹤虱杀虫味辛苦，专治蛔啮腹痛主，气狐炒之则香生，最粘人衣真足数。

豆根苦寒解热毒，大肠能泻风热遂，消肿止痛并喉风，喉龈齿痛都堪服。

牛蒡辛平泻毒热，散结除风利咽膈，能理痰嗽消痘疹，诸肿疮疡俱相彻。

贯众苦寒泻毒热，邪热毒气解之切，以此浸入水缸中，时行疫痢尽归灭。

射干苦寒泻火毒，散血消痰功愈速，喉痹咽痛是药君，能泻实火火降出。

萆薢甘平入阳明，祛风去湿下焦行，膀胱宿水兼失溺，茎痛遗浊总分清。

土苓甘平入阳明，通祛湿热补脾经，能利小便止泄泻，总治杨梅疮毒灵。

青葙苦寒入厥阴，泻肝明目用不群，能治青盲并障翳，一切风热俱可平。

决明甘平入肝经，能除风热益肾精，平肝明目用此药，何患目疾不清明。

谷精辛温入厥阴，明目退翳胜菊君，亦治喉脾及齿痛，阳明风热屈能伸。

木　部

茯苓甘温益脾阳，除湿泻热通膀胱，安魂定魄治惊悸，痰湿水肿淋沥当。

茯神甘温入心经，益智安魂且养神，复疗风眩心虚病，健忘多志及开心。

琥珀味甘其性平，以脂入土结而成，通窍宁心定魂魄，且疗癫邪与悸惊。

松节取其苦温性，专治骨节风湿病，祛风去湿之药君，一切风湿服必应。

柏仁辛甘而润香，能透心肾悦脾乡，养心润肾滋肝燥，益智生血止汗良。

柏叶苦寒阴足养，亦凉血分清血广，吐衄崩痢及肠风，一切血症在反掌。

肉桂辛热入肾党，燥补命门火即长，脾胃衰败釜无薪，腹中冷痛捷影响。

桂心苦辛入心经，引血化肝化脾神，噎膈腹满腹冷痛，九种心痛何须斟。

桂枝辛温入肺经，温经通脉解肌宁，伤风自汗调营卫，手足痛风胁风亨。

枸杞甘平滋补肾，润肺清肝益气应，风去目明筋骨强，生精助阳补虚称。

骨皮甘淡而性寒，能降肺中伏火煎，专泻肝肾虚热症，骨蒸劳热须此丸。

山茱辛温其味酸，固精秘气补肾肝，强阴助阳安五脏，耳鸣耳聋治不难。

枣仁甘润而温香，专补肝胆醒脾汤，敛汗宁心除烦渴，胆虚不眠须炒尝。

杜仲味甘其性温，腰膝酸痛称奇能，补肾补肝强筋骨，胎漏胎下托胎灵。

女贞甘平补肝肾，乌髭①黑发明目应，腰膝能强五脏安，又补风虚②除百病。

楮实甘寒且助阳，阴痿虚劳一切当，强筋壮骨有捷效，明目充肌亦良方。

桑皮甘辛而且寒，能泻肺火清嗽痰，肺热喘满斯为

---

① 髭（zī 兹）：嘴上边的胡子。

② 虚：原作"濡"，据《本草备要·木部》改。

美，水肿肤胀亦孔安。

桑叶甘寒止盗汗，去风燥湿明目验，每逢九月二十三，洗目一次绝晕暗。

寄生坚肾而味苦，齿固发长筋骨补，外科惟用散疡疮，能追风湿勇可贾。

栀子苦寒入心经，能泻三焦火下行，吐衄血淋病以息，郁火以解心痛平。

朱苓苦泄淡利窍，能入膀胱行水道，专治温疫热伤寒，淋浊泻痢痎疟妙。

黄柏苦寒泻相火，退疸除湿清热可，诸疮痛痒搽必安，水泻热痢服之妥。

枳实枳壳苦微寒，功能破气且行痰，枳壳力缓宽肠胃，枳实力猛利膈间。

厚朴辛温真所罕，泻实满兼散湿满，消痰化食且厚肠，喘咳泻痢气痛捡。

槟榔苦温而破滞，能抑胸中至高气，消食去胀兼行痰，里急从重脚气愈。

腹皮辛温能泻肺，下气行水和脾胃，水肿脚气痞胀当，痰肠瘴疟霍乱对。

槐花苦凉入肝经，大肠血分凉血宁，能治风热及目赤，五痔肠风一切灵。

槐实苦寒而纯阴，能凉大肠走肝经，疏泻风热润肝燥，痔血肠风效验神。

苦楝苦寒入肝经，能导小肠膀胱行，总为疝气之要药，腹痛心痛杀虫灵。

蔓荆苦寒入三经，目赤齿痛风热乘，能去头面风虚症，又治头痛及脑鸣。

辛夷辛温入肺经，能助胃中清阳升，通于头脑并九窍，主治鼻渊鼻塞君。

金樱酸涩入肺经，能治梦泄及遗精，固精秘气效至速，泄痢便数验亦神。

诃子苦酸涩又温，涩肠敛肺泻气灵，气虚嗽痢初起忌，泄痢脱肛久则亨①。

乌药辛温气香窜，中气中风用此散，胸腹邪逆气可疏，一切气属立即②判。

加皮辛顺气化痰，苦坚筋骨益精田，温宣祛风而胜湿，总疗筋骨拘挛拳。

秦皮味苦其性寒，补肝胆兮益肾焉，虽能平木除肝热，且为目疾之神煎。

桐皮味苦其性温，祛风去湿行络经，且疗风躄顽痹病，及治膝痛与腰疼。

蕤仁甘温入三经，消风散热补目明，青痛肤翳及赤脉，赤肿眵泪功超群。

味辛性平号芙蓉，一切痈疽有殊功，清肺凉血兼解

---

① 亨：原作"烹"，据文义改。
② 即：原脱，据三府会本和兴发堂本补。

毒，止痛消肿并排脓。

皂角辛咸性又燥，搜风泄热通关窍，搐鼻作嚏涌痰涎，中风口噤喉痹要。

茶叶苦甘性微寒，下气消食去热痰，醒睡解酒刮油腻，最清头目除渴烦。

吴萸辛热入厥阴，温中下气开郁冥，厥阴头痛阴腹痛，呕逆吞酸阴疝陈。

川椒辛热气纯阳，能治心腹冷痛强，燥补右①肾命门火，肾气上逆安蛔当。

胡椒辛热暖胃强，快膈下气消痰良，冷痢阴毒并腹痛，胃寒吐水服亦康。

苏木辛凉入三阴，行血去瘀散风亨，产后血晕并胀满，血痛血瘕经闭灵。

沉香辛温而独沉，故能下气坠痰行，能降能升理诸气，心腹疼痛效如神。

檀香味辛性又温，能去邪恶供上真，总为理气之要药，饮食能进胃气升。

丁香辛温温胃良，疗肾壮阳暖阴强，能治胃冷并壅胀，呕哕呃忒力远长。

乳香辛温能舒筋，活血托里且护心，生肌止痛兼调气，心腹诸痛必有灵。

---

① 右：原作"有"，据三府会本和兴发堂本改。

没药苦平应兼辛，消肿定痛生肌灵，能散结气通滞血，金疮杖疮恶疮呈。

冰片辛温气香窜，故善能走又能散，郁火以解诸窍通，专点目赤肤翳验。

芦荟大苦又大寒，总治惊痫并五疳，功专杀虫与清热，凉肝明目及除烦。

巴豆辛热可降升，生猛热缓能止行，总去脏腑沉寒积，斩关夺门之将兵。

青皮苦温入肝经，疏肝泻肺破滞凝，肝气郁积并胁痛，久疟结癖须相迎。

柿干甘平而性涩，润肺宁嗽消宿血，霜乃化痰而生津，蒂主反胃止呃逆。

木瓜酸涩而又温，敛肺和脾及舒筋，霍乱转筋均可治，泻痢脚气用切亲。

山楂酸甘又咸温，健脾行气散瘀停，化痰消食磨积烂，止儿枕痛发痘疹。

梨甘微寒又微酸，止泻降火且消痰，润肺凉心兼解酒，及治热嗽并咽干。

杷叶味苦其性平，清肺和胃降气行，气下火降痰消降，热咳呕逆口渴宁。

白果苦温性涩收，能敛喘嗽定痰哮，复收小便止带浊，专治痰浊力更周。

胡桃甘温而皮涩，温肺润肠补气血，上治喘嗽之虚寒，下而腰脚虚痛切。

龙眼甘温补心脾，益脾长智养心机，思虑劳伤心脾耗，肠风下血总能医。

荔枝甘温入肝肾，能散滞气寒邪病，妇人血气胃腹疼，癫疝卵①肿更相应。

竹茹味甘而寒简，专疗噎膈及呕哕②，凉血除烦清燥金，总治上焦之热暖。

竹叶辛淡又甘寒，凉心缓脾消渴痰，又治吐血及呕哕，且除上焦邪热烦。

竹黄凉心而甘寒，能去风热并豁痰，中风不语真足贵，客忤惊痫无不痊。

雷丸苦寒入胃经，功专消积杀虫军，杨公昔曾得异疾，发语腹中有应声。

果 部

大枣甘温入脾经，补中益气润肺心，伤寒补剂须加用，中满之症忌入唇。

桃仁苦温入厥阴，大肠血秘可通行，积血血痢经闭症，蓄血如狂效最灵。

杏仁温苦泻肺经，解肌除风散寒凝，降气行痰兼润燥，咳逆上气喘促纯。

---

① 卵：原作"卯"，据文义改。
② 哕（yè 夜）：干呕。

乌梅酸温敛肺经，涩肠止渴又生津，久嗽泻痢安蛔效，牙关紧闭擦牙灵。

陈皮苦温理气堪，调中快膈导滞痰，脾肺气分之药首，补泻升降复燥宣。

榧子甘温杀虫军，虫往上攻可使征，独治一切虫积病，哭①胃诸虫永绝气。

莲子甘温媾肾心，补脾涩肠且固精，清心除烦开胃食，专治噤痢及浊淋。

莲须甘温而又涩，清心通胃及益血，乌须黑发并固精，复止梦泄遗精切。

藕节甘寒而凉血，能消疼血解毒热，复止吐衄及痢淋，一切血症功甚阔。

荷叶苦辛其色青，震②象空中又仰形，烧饭含药糊丸服，补助燥胃阳气升。

芡实甘涩固肾经，专治梦遗并滑精，复疗泄泻兼带浊，又医腰膝与痹疼。

谷果部

粳③米甘凉气中和，和胃补中且止渴，色白入肺清烦热，调汤养胃是婆娑。

---

① 哭：三府会本作"开"。
② 震：出于《易经》，为八卦之一，代表雷。五脏应于肝。
③ 粳：原作"梗"，据文义改。

谷芽味甘其性温，开胃快膈善除停，下气和中为妙品，消食化积是大君。

麦芽味咸其性温，能助胃气而上行，补脾宽肠下气美，消食除胀散结纯。

绿豆甘寒解毒汤，痘疮溃烂粉扑良，其凉在皮连皮用，一切诸疮用亦藏。

扁豆甘温气腥香，补脾除湿消暑肠，专治中宫之疾病，止①渴止泻暖胃良。

豆豉苦寒泻肺热，发汗解肌功亦切，通治伤寒及头疼，懊憹不眠与呕逆。

胡麻味甘其能②平，肺气能补目能明，复益肝肾润五脏，且填精髓强骨筋。

麻仁味甘其性平，暖脾润燥治阳明，脾胃大肠之润药，胃热汗多便难灵。

苡仁微寒又甘淡，补脾行水渗湿善，水肿湿脾脚气良，故治风热筋拘挛。

粟壳酸寒敛肺肠，嗽痢遗精及脱肛，一切偶尔初须忌，诸病常焉久则当。

神曲辛甘而又温，中调胃开水谷行，行气化痰消食积，泻痢胀满总能平。

醋味酸酸性本温，产后血运鼻可熏，散瘀解毒并消

---

① 止：原作"上"，据《本草备要·谷菜部》"白扁豆"改。
② 能：据上下文例，疑作"性"。

食，疽黄痈肿敷之亨。

酒乃辛苦热甘淡，淡利甘缓而辛散，少饮气行并血和，过^①则神伤兼性乱。

韭叶味辛而性温，助肾补阳消瘀停，子治筋痿兼遗尿，以及白带并白淫。

葱叶辛温而空中，汗发肌解阳气通，通脉回阳须加用，伤寒头痛此为宗。

大蒜辛温解毒妙，能通五脏达诸窍，消痈肿兮辟暑瘟，专搽疽痈恶疮效。

薤乃辛温一名叫^②，调中助阳滑利窍，散血生肌此物佳，胸痹刺痛斯药妙。

胡荽辛温气香窜，通达四肢心脾善，能辟邪恶发痘疹，不正之气一切判。

生姜辛温逐寒邪，止呕畅胃开痰结，黑祛痼冷之沉寒，甘燥回阳宣通脉。

山药甘平入脾乡，益肾强阴固胃肠，故疗遗精兼泻痢，且治虚损又劳伤。

百合甘平润肺经，清热止嗽及宁心，益气调中止涕泪，伤寒百合病安宁。

莱菔味甘其性平，行气宽中化痰凝，散瘀消食能止渴，吐血衄血咳嗽灵。

---

① 过：原作"遇"，据三府会本和兴发堂本改。
② 叫：薤白的别名。

芥子辛温入肺经，利气豁痰宽中停，咳嗽痰在两胁下，非此不能达其行。

金石水土部

然铜味辛其性平，专主执伤续骨筋，不但散瘀且止痛，须当火煅以醋烹。

石膏甘寒泻胃火，发汗解肌且止渴，舌焦牙疼饮而安，阳明头痛服之妥。

滑石甘寒滑利窍，下走膀胱行水道，中暑积热并疸黄，淋闭水泻热痢妙。

芒硝咸寒除实热，荡涤三焦肠胃结，忌用胃虚实热无，误伐下焦真阴灭。

明粉味辛甘而冷，能去胃中实热恳，荡涤宿垢于肠中，泻热润燥破结稳。

礞石味甘而性咸，体重沉坠色入肝，治惊利痰之圣药，平肝下气滚痰丸。

赭石苦寒镇虚逆，入肝与心养阴血，二经血分病能医，小儿慢惊效愈捷。

甘石味甘其性温，燥湿收湿除烂痕，总为目疾之要药，退赤去翳此为君。

雄黄辛温杀百虫，惊痫痰涎鬼魅逐，暑疟痎痢急相需，泄泻积聚亦可服。

硫黄号为热将军，味酸性暖阳极纯，大肠冷秘立刻效，阳气暴绝悉能兴。

青盐咸寒入肾经，水脏能助血热平，目痛赤涩吐溺血，齿舌出血固齿灵。

水性咸重益脾胃，清热止渴且解醉，霍乱吐泻有神功，养命之源此为贵。

草霜辛温止血丸，咽喉口舌一切堪，及治吐衄诸血病，且疗阳毒与发斑。

伏龙肝味辛性温，调中止血效亦灵，燥湿消肿也堪用，反胃呕味①此为尊。

禽兽部

鸡属木而肉甘温，补虚温中第一羹，内金平而性收涩，利水消食不二名。

鸭能入肺与肾经，味性甘冷而滋阴，总为虚劳之圣药，补虚止嗽除骨蒸。

灵脂甘温入血分，一切血病总相称，心腹血痛及气疼，诸痛服之又何问。

明②砂辛③寒入肝经，血和积消并目明，目盲障翳及病寇，惊疳血气腹痛胜。

猪肉咸寒性味甘，五脏还补入五官，虽然老弱常堪

---

① 味：疑为"吐"之讹字。
② 明：原作"开"，据三府会本和兴发堂本改。
③ 辛：原作"牵"，据三府会本和兴发堂本改。

用，风①寒泄泻切忌焉。

牛黄甘凉清心热，利痰通窍辟百邪，中风入脏宜所施，惊痫口噤真堪啜。

阿胶甘平补肺肝，滋肾益气润燥丸，虚劳咳嗽失血用，肺痿吐脓胎动堪。

虎骨味辛性微热，追风健骨能辟邪，风痹拘挛四肢疼，惊悸癫痫一切灭。

犀角苦寒泻心肝，能清胃热祛风痰，痘疮黑陷亦须用，伤寒时疫也宜煎。

羚羊苦寒清肺肝，明目去障治惊痫，能泻心肝之邪热，并治伤寒伏热烦。

鹿茸甘温而助阳，生精补髓养血强，专主腰肾虚冷痛，均治虚损及劳伤。

麝香辛温通诸窍，痰厥惊痫用之妙，卒中诸气及诸风，诸血诸痛实有效。

猬皮味苦其性平，专治肠风泻血灵，五痔阴肿用皆效，产后风眼服必宁。

兔肝②味甘其性寒，杀虫明目治五疳，痘后生翳之妙用，故以兔肝泻人肝。

鼠矢味甘而微寒，伤寒劳复发热堪，男子阴易腹痛病，非此安能除其源。

---

① 常堪用风：四字原脱，据三府会本补。
② 肝：原作"丝"，据文义改。

鳞介鱼虫部

　　龙齿涩凉属木肝，镇心安魂理固然，专疗疯癫狂热病，及治五惊十二痫。

　　鲤鱼味甘其性平，水能下兮便能清，脚气黄疸用斯妙，妊娠水肿服此亨。

　　属土之物鲫鱼兮，其性甘温味有余，土能制水非无故，和胃宽肠实相宜。

　　蛇蜕甘咸性本窜，故治惊痫风瘟善，皮肤疮疡却能医，产后目翳亦有验。

　　山甲咸寒性善窜，能行经络专行散，痛止脓排肿溃消，疮科用之即立见。

　　海螵咸温入肾肝，能通血脉祛湿寒，血枯血瘕及崩闭，目翳泪出俱能宣。

　　龟板甘平性至阴，益肾滋阴复补心，泻痢久嗽及痃疟，劳热骨蒸用不群。

　　鳖甲咸平性属阴，色辨青绿入肝经，且疗寒热兼疟母，并治劳嗽及骨蒸。

　　牡蛎咸软坚化痰，能消瘰疬结核煎，涩以收脱遗精验，崩带止嗽敛汗丸。

　　田螺味甘而大寒，利湿清热止渴干，醒酒且利大小便，噤口毒痢贴脐安。

　　石决咸平解酒酸，能除肺肝风热痓，复除青盲及内障，亦治骨蒸劳热烦。

蜂蜜生凉兼清热，熟温补中润燥结，大便不通导之佳，肠滑中满不须啜。

僵蚕辛温入三经，治风化痰散结凝，又医头风兼齿痛，专疗中风并失音。

全蝎辛温宣去风，诸风眩掉大有功，惊痫搐掣俱得治，目眼㖞邪此为宗。

蜈蚣辛温而有毒，能走能散效倍速，脐风嗌口并惊痫，瘰疬蛇癥疮甲逐。

蚯蚓味性咸而寒，清热利水之药煎，故治瘟病及大热，中其毒者解用盐。

谷虫味甘其性寒，兼治泻热与疔疮，毒痢作吐有音效，小儿疳疾无不痊。

人 部

血余味苦性微寒，补阴消瘀通格关，复疗诸血兼腹痛，以及转胞并惊痫。

人乳甘咸润五脏，补虚润燥用之当，能止渴烦泽皮肤，大补血液此为上。

人中黄味甘性寒，一切诸毒效无边，大解天行热狂病，痘疮黑陷亦用焉。

童便咸寒轮回汤，引火下行出膀胱，润肺滋阴兼散瘀，吐衄跌打产血良。

汤头歌括

序

《本草备要》《汤头歌括》，注释理法全宗古人体裁，而字笺句释较胜群书之详明，医疾疗疴概兼百家之论辨，但万全中缺其一二。今添地黄补心、解肌四磨诸汤，编辑歌括注释，共刊百首，名曰"汤头"。读者务须汤头、注释同读之，不然读书不求甚解，恐不免面墙①立矣。

补益之剂

四君子汤中和义，参术茯苓甘草比，益以夏陈名六君，祛痰补气阳虚饵<small>二陈除痰，四君补气，脾弱阳虚宜之</small>。除却半夏名异功，或加香砂胃寒使。

六味补肾山茱萸，山药茯苓粉丹皮，熟地黄兼宣泽泻，肾虚腰痛最相宜。

<small>熟地滋阴补肾，山茱温肝逐风，牡丹泻君相之伏火，山药清虚热于肺脾，茯苓渗脾中湿热而通肾交心，泽泻②泻膀胱水邪而聪耳明目。</small>

---

① 面墙：《书·周官》："不学墙面，莅事惟烦。"孔颖达疏："人而不学，如面向墙无所睹见，以此临事，则惟烦乱不能治理。"后以"面墙"比喻不学而识见浅薄。

② 泻：原作"愎"，据三府会本和兴发堂本改。

天王补心地三参，茯桔志枣柏仁亲，二冬归味蜜丸子，忧思过度健忘神。

生地、玄参所以制火，丹参、当归补心所以生血，人参、茯苓以益气，天冬、麦而①泻火，五味敛气，桔梗利膈，远志、枣仁、柏仁所以养心神而有益也。

小建中汤芍药多，桂姜甘草大枣和。更加饴糖补中脏，虚劳腹痛服之瘥。增入黄芪名亦尔《金匮》若除饴糖，则名黄芪五物汤，不名建中矣。今人用建中汤者，绝不用饴糖，何哉，表虚身痛效无过。又有建中十四味，阴斑劳损起沉疴亦有阴症发斑者，淡红隐隐，散见肌表，此寒伏于下，逼其无根之火薰②肺而然，若服寒药立毙。十全大补加附子，麦夏苁蓉仔细哦。

发表之剂

麻黄汤中用桂枝，杏仁甘草四般施。发热恶寒头项痛，伤寒服此汗淋漓。

麻黄善发汗，恐其力猛，故以桂枝监之，甘草和之，不令太发也。

桂枝汤治太阳风，芍药甘草姜枣同。桂麻相合名各半，太阳如疟此为功。

热多寒少如疟状者宜之。

大青龙汤桂麻黄，杏草石膏姜枣藏。太阳无汗兼烦

---

① 而：疑为"冬"之讹字。
② 薰：同"熏"。

躁，风寒两解此为良。

麻黄汤治寒，桂枝汤治风，大青龙兼风寒而两解之。

升麻葛根汤钱氏，再加芍药甘草是轻可去实，辛能达表，故用升、葛发散阳明表邪。阳邪盛则阴气虚，故加芍药敛阴和血。升麻、甘草升阳解毒，故亦治时疫。阳明发热与头疼，无汗恶寒均堪倚，亦治时疫与阳斑，痘疹已出慎勿使。

解肌汤用柴葛根，羌活白芷膏黄芩，白芍桔梗生甘草，脉洪身热口渴宁。

羌活散太阳之邪，芷、葛散阳明之邪，柴胡散少阳之邪。寒将为热，故以黄芩、石膏、桔梗清之，以芍药、甘草和之也。

九味羌活汤防风，细辛苍芷与川芎，黄芩生地同甘草，三阳解表益姜葱。阴虚气弱人禁用，加减临时在变通。

洁古制此汤，以代麻黄桂枝青龙各半等汤。用羌、防、苍、细、芎、芷各走一经，祛风散寒，为诸路之应兵。加黄芩泄气中之热，生地泄血中之热，甘草调和诸药。然黄芩、生①地，寒滞未可概施，用时宜审。

十神汤里葛升麻②，陈草芎苏白芷加，麻黄赤芍兼香附，时行感冒效堪夸③。

芎麻升葛，苏芷香附，辛香利气，发表散寒。加芍药者，敛阴气

---

① 生：原作"去"，据三府会本和兴发堂本改。
② 麻：原作"味"，据三府会本和兴发堂本改。
③ 夸：原脱，据文义补。

于发汗之中；加①甘草者，和阳气，疏利之剂也。吴绶曰：此方用升麻、干葛，能解阳明温疫时气。若太阳伤寒发热，用之则引邪入阳明，传变发斑②矣，慎之。

麻黄附子细辛汤，发表温经两法彰麻黄发太阳之汗，附子温少阴之经，细辛为肾经之表药，联属其间。若非表里相兼治，少阴反热曷能康少阴症，脉沉，属里，当无热，今反发热，为太阳表症未除。

人参败毒茯苓草，枳桔柴前羌独芎。薄荷少许姜三片，时行感冒有奇功。羌活理太阳游风，独活理少阴伏风，兼能去湿除痛，川芎、柴胡和血升清，枳壳、前胡行痰降气，甘、桔、参、茯清肺强胃，辅正匡邪也。喻③嘉言曰：暑湿热三气门中，惟此方为第一。俗医减却人参，曾与他方有别耶？去参名为败毒散，加入消风治亦同。

再造散用参芪甘，桂附羌防芎芍参。细辛加枣煨姜煮，阳虚无汗法当谙。

以参、芪、甘、姜、桂、附大补其阳，助羌、防、芎、细散寒发表。加芍药者，于阳中敛阴，散中有收也。陶节庵曰：发热头痛，恶寒无汗，服汗剂。汗不出者，为阳虚不能作汗，名无阳症。庸医不识，不论时令，遂以麻黄重剂劫取其汗，误人死者多矣。又曰：人第知参芪能止汗，而不知其能发汗，以在表药队中，则助表药④而解

---

① 加：原作"如"，据三府会本及文义改。

② 斑：原作"血"，据三府会本和兴发堂本改。

③ 喻：原作"俞"，据文义改。喻嘉言，明末清初著名医家，与张路玉、吴谦齐名，号称清初三大家。

④ 药：原脱，据三府会本和兴发堂本补。

散也。

功^①里之剂

大承气汤用芒硝，枳实大黄厚朴饶^②。救阴泻热功偏擅，急下阳明有数条。

大黄治大实，芒硝治大燥、大坚，二味治有形血药；厚朴治大满，枳实治痞，二味治无形气药。热毒传入阳明胃府，痞满燥实坚全见，杂症、三焦实热，并须以此下之。胃为水谷之海，土为万物之母。四旁有病，皆能传入胃已，入胃府，则不复传他经矣。陶节庵曰：伤寒邪热传里，须看热气浅深用药，大承气最紧，小承气次之，调胃又次之，大柴胡又次之，盖恐硝性躁急，故不轻用。

小承气汤朴实黄，谵狂痞硬上焦强不用芒硝者，恐伤下焦真阴也。益以羌活名三化，中风闭实可消详用承气^③。通二便，加羌活治风，中风体实者，可偶用。然涉虚者，多不可轻投。

调胃承气硝黄草，甘缓微和将胃保，不用朴实伤上焦不用朴实者，恐伤上焦氤氲之气也，中焦燥实服之好。

温脾参附与干姜，甘草当归硝大黄。寒热并行治寒积，脐腹中结痛非常。

硝、黄以荡其积，姜、附以祛其寒，参、草、当归以保其气血。按：古人方中，多有硝黄相连与姜茱桂附寒热并用者，亦有参术硝黄补泻并用者，亦有大黄、麻黄汗下兼行者，今人罕识其指，姑录此

① 功：通"攻"。《释名·释言语》："功，攻也，攻治之乃成也。"
② 饶：原作"㻀"，据三府会本和兴发堂本改。
③ 气：原脱，据文义补。

方，以见治疗之妙不一端也。

和解之剂

小柴胡汤和解供，半夏人参甘草从。更用黄芩加姜枣，少阳百病此为宗。

治一切往来寒热，胸满胁痛，心烦喜呕，口苦耳聋，咳渴悸和半表半里之症属少阳经者。但见一症即是，不必悉具①。胆府清净，无出无入，经在半表半里，法宜和解。柴胡升阳达表，黄芩退热和阴，半夏祛痰散逆，参、草辅正补中，使邪不得后传入里也。

四逆散疾用柴胡，芍药枳实甘草须。此是阳邪成厥逆，敛阴泄热平剂扶。

芍药敛阴，枳实泄热，甘草和逆，柴胡散邪，用平剂以和解之。

黄芩汤用甘芍并，二阳合利枣加烹。此方遂为治痢祖，后人加味或更名。再加生姜与半夏，前症兼呕此能平。单②用芍药与甘草，散逆止痛能和营。

虞天居曰：白芍不惟治血虚，兼能行气。腹痛者，营气不和，逆于内里，以白芍行营气，以甘草和逆气，故治之也。

逍遥散用当归芍，柴芩术草加姜薄。散郁除蒸功最奇
肝虚则血病，归、芍养血平肝；木盛则土衰，术、草和中补土。柴胡升散热，茯苓利湿宁心，生姜暖胃祛痰，薄荷消风理血。《医贯》曰：方中柴胡、薄荷二味最妙，盖木喜风摇，寒即催萎，温则发生，木郁则火郁，火郁则土郁，土郁则金郁，金郁则水郁。五行相因，自然之

---

① 具：原作"其"，据文义改。
② 单：原脱，据三府会本和兴发堂本补。

理也。余以一方治木郁，而诸郁皆解，逍遥散是也，调经八味丹栀着。

藿香正气大腹苏，甘桔陈苓术朴俱。夏曲白芷加姜枣，感伤岚瘴并能驱。

藿香理气和中，辟恶止呕；苏、芷、桔梗散寒利膈，以攻表邪；腹、朴消满；陈、夏除痰以疏里满；苓、术、甘草益脾去湿，以辅正气。正气通畅，则邪逆自除。

六和藿朴杏砂呈，半夏木瓜赤茯并。术参扁豆同甘草，姜枣煎之六气平藿、朴、杏、砂理气化食，参、术、陈、夏辅正匡脾，豆、瓜祛暑，赤、茯行水。大抵以理气强脾为主，脾胃既强，则诸邪不能入矣。或益香薷或苏叶，伤寒伤暑用须明。

青脾饮用青朴柴，苓夏甘苓白术偕。更加草果姜煎服，热多阳少此方佳。

疟疾，一名脾寒，盖因脾胃受伤者居多。此方乃加减小柴胡汤，从温脾诸方而一变也。青、柴平肝破滞，朴①、夏平胃祛痰，芩、苓清热利湿，术、草补脾调中，草果散太阴积寒，除痰截疟。

痛泻要方陈皮芍，防风白术煎丸酌。补土泻木理脾肝，若作食伤医便错。

吴鹤皋曰：伤食腹痛，得泻便减，今泻而痛不减，故责之土败木贼也。

表里之剂

大柴胡汤用大黄，枳实苓夏白芍将。煎加姜枣表兼

---

① 朴：底本和三府会本均作"材"，据文义改。

里，妙法内攻并外攘_{柴胡解表，大黄、枳实攻里，黄芩清热，芍}_{药敛阴，半夏和胃止呕，姜、枣调和营卫。按：本方、次方治少阳、}_{阳明，后方治太阳、阳明，为不同。}柴胡硝黄义亦尔，仍有桂枝大黄汤。

防风通圣大黄硝，荆芥麻黄栀芍翘，甘桔芎归膏滑石，薄荷芩术力偏饶。表里交攻阳热盛，外科疡毒总能消。

荆、防、麻黄、薄荷发汗而散热搜风，栀子、滑石、硝、黄利便而降火行水，芩、桔、石膏清肺泻胃，川芎、归、芍养血补肝，连翘散气聚血凝，甘、术能补中燥湿，故能汗不伤表，下不伤里也。

五积散治五般积，麻黄苍芷芍归芎。枳桔桂姜甘茯朴，陈皮半夏加姜葱_{桂、麻解表散寒，甘、芍和里止痛，苍术平}_{胃，陈皮行痰，芎、归养血，茯苓利水，姜、芷祛寒湿，枳、桔}①_利_{膈肠。一方统治多病，惟善用者，变而通之。}除桂枳陈余略炒，熟料尤增温散功。温中解表祛寒湿，散痞调经用各充。

三黄石膏芩柏连，栀子麻黄淡豉全。姜枣细茶兼热服，表里三焦热盛宣。

黄芩泻上焦，黄连泻中焦，黄柏泻下焦，栀子通泻三焦之火以清里，麻黄、淡豉散寒发汗而解表，石膏体重能泻肺胃之火，气轻亦能解也。

参苏饮内用陈皮，枳壳前胡半夏宜。干葛木香甘桔茯，内伤外感此方推_{苏、葛、前胡解表，参、苓、甘草补中，陈}

---

① 桔：原作"情"，据文义改。

皮、木香行气破滞，半夏、枳壳利膈去痰。参前若去芎柴入，饮号芎苏治不瘥。香苏饮仅陈皮草，伤感内外亦堪施。

消导之剂

平胃散是苍术朴，陈皮甘草四般药。除湿散满驱瘴岚，调胃诸方从此扩<small>苍术燥湿强脾，厚朴散满平胃，陈皮利气行痰，甘草和中补土，泄中有补也。</small>或合二陈或五苓，硝黄麦曲均堪着。若合小柴名柴平，煎加姜枣能除疟。又不换金正气散，即是①方加夏藿。

保和神曲与山楂，苓夏陈翘菔子加。曲糊为丸麦汤下，亦可方中用麦芽<small>山楂消肉食，麦芽消谷食、解酒，菔子下气，制曲、茯苓渗湿，连翘散结，陈、夏健脾化痰。此内伤而气未病者，故但以和平之品消而化之，不必攻补也。</small>大安丸内加白术，消中兼补效堪夸。

健脾参术与陈皮，枳实山楂麦芽随。曲糊作丸米饮下，消补兼行胃弱宜<small>陈皮、枳实理气化积，山楂消肉食，曲、麦消谷食，人参、白术益气强脾，枳术丸亦消兼补，荷叶烧饭上升奇。</small>

参苓白术扁豆陈，山药甘莲砂苡仁。桔梗上浮兼保肺，枣汤调服益脾神。

<small>人参、白术、茯苓、甘草、山药、苡仁、扁豆、莲肉皆补脾之药也。砂仁、陈皮调气行滞之品也。桔梗苦甘入肺，散诸而上浮。</small>

---

① 是：此下疑脱一"此"字。

鳖甲饮子治疟母，甘陈芪术芎芍偶，草果槟榔厚朴增，乌梅姜枣同煎取。

鳖甲属阴，入肝，退热、散结为君。甘、陈、芪助阳、补气，川芎、白芍养血和阴，草果温胃，槟榔破积，厚朴散满，甘草和中，乌梅酸敛，姜枣和营卫。

葛花解酲①香砂仁，二苓参术蔻青陈，神曲干姜兼泽泻，温中利湿酒伤珍。

砂、蔻、神曲皆能解酒，青、陈、木香、干姜行气温中，葛花引湿热从肌肉出，苓、泻引湿热从小便出，益以参、术固其中气也。

理气之剂

补中益气芪术陈，升柴参草当归身东垣曰：升柴味薄、性阳，能引脾胃清气行于阳道，以资春气之和；又引参、芪、甘草上行，充实腠理，使卫外为固。凡补脾胃之药多以升阳补气名之者，此也。虚劳内伤功独擅，亦治阳虚外感因，木香苍术易归术，调中益气②畅脾神。

乌药顺气芎芷羌，橘红枳桔及麻黄，僵蚕炙草姜煎服，中气厥逆此方详。

麻③、梗、芎、芷发汗散寒，以顺表气；乌、羌、陈、枳行气祛

---

① 酲（chéng 成）：本指完成运粮差事后一醉方休，后引申为大醉，醉饱。

② 气：原脱，据文义补。

③ 麻：此下原衍一"廉"字，据三府会本删。

痰，以顺里气，加僵蚕清化消风，甘草协和诸药。古云：气顺则风散，风邪卒中，当先治标也。

越鞠丸治六般郁，气血痰火湿食因，芎苍贝附兼栀曲，气畅郁舒痞闷伸吴鹤皋曰：香附开气郁，苍术燥湿郁，抚芎调血郁，栀子清火郁，神曲消食郁，贝母化痰郁。各等分，曲糊为丸。又湿郁加茯苓，火郁加青黛，痰郁加星、夏、瓜蒌、海石，血郁加桃仁、红花，气郁加木香、槟榔，食郁加麦芽、山楂，挟寒加吴茱萸。又六郁汤苍芎附，甘苓橘半栀砂仁。

苏子降气橘半归，前胡桂朴草姜依，下虚上盛痰嗽喘，亦有加参味合机。

苏子、前胡、橘红、半夏降气行痰，气行则痰行也，数药兼能发表，如当归和血，甘草缓中。下虚上盛，故又用官桂引火归源。如气虚，亦有加人参、五味者。

四磨汤中有木香，乌药枳壳及槟榔，四味浓磨姜开水，一切气痛服之康。

气上宜降，故用槟榔、木香；气逆宜顺，故用乌药、枳壳。

丁香柿蒂人参姜，呃逆因寒中气戕，济生香蒂仅二味今古单用柿蒂，取其苦温降气。《济生》加丁香、生姜，取其开郁散痰。加参者，扶其胃气，或加竹橘用皆良。

定喘白果与麻黄，款冬半夏白皮桑，苏杏黄芩兼甘草，肺寒膈热喘哮尝。

麻黄、杏仁、桑皮、甘草散表寒而清肺气，款冬温润，白果收涩定喘而清金，黄芩清热，苏子降气，半夏燥痰，共成散寒疏壅之功。

理血之剂

四物地芍与归芎，血家百病此方通当归辛、苦、甘温，入
心脾，生血为君；生地甘寒，入心肾，滋血为臣；芍药酸而入肝脾，
敛阴为佐；芎穷辛温，通行血中气。八珍合入四君子，气血双
疗功独崇，再加黄芪与肉桂，十全大补补方雄。十全除却
芪地草，加粟煎之名胃风。

砂参养荣即十全，除却川芎五味联，陈皮远志加姜
枣，脾肺气血补方先。

薛立斋①曰：气血两虚，变生诸症，不问脉病，但服此汤，诸症
悉退。

归脾汤用术参芪，草②归茯神远志随，酸枣木香龙眼
肉，煎加姜枣益心脾，怔忡健忘俱可却，肠风崩漏总
能医。

血不归脾则妄行，参、芪、草、术之甘温以补脾，志、茯、枣
仁、龙眼之甘温酸苦③以补心，当归养血，木香调气，气壮④则自能
摄血矣。

桃仁承气五般奇，甘草硝黄并桂枝硝、黄、甘草，调胃承
气也。热甚搏血，故加桃仁润燥缓肝，表症未除，故加桂枝调营解
表。热结膀胱小腹胀，如狂蓄血最相宜。

---

① 薛立斋：原作"□在斋"，据文义改。薛立斋，即薛己，号立斋。
② 草：原作"早"，据三府会本改。
③ 苦：原作"古"，据三府会本改。
④ 壮：原作"状"，据文义改。

犀角地黄芍药丹，血升胃热火邪干。斑黄阳毒皆堪治

犀角大寒，解胃热而清心火；芍药酸寒，和阴血而散肝火；丹皮苦寒，泻血中之伏火；生地大寒，凉血而滋水，以其平诸经之僭逆也，或益柴芩[①]总伐肝。

槐花散用治肠风，侧柏荆芥枳壳充，为末等分米饮下，宽肠凉血逐风功。

槐花、柏寒凉血，枳壳宽肠，荆芥理血疏风。

小蓟饮子藕蒲黄，木通滑石生地襄，归草黑栀淡竹叶，血淋热结服之凉小蓟、藕节散瘀血，生地凉血，蒲黄止血，木通泻心火达小肠，栀子散郁火出膀胱，竹叶清肺凉心，滑石泻热利窍，当归引血归经，甘草和中调气。

祛风之剂

小续命汤桂附芎，麻黄参芍杏防风。黄芩防己兼甘草，六经风中此方通。

麻黄、杏仁，麻黄汤也，治寒；桂枝、芍药，桂枝汤也，也治风。参、草补气，芎、草养血，防风治风淫，防己治湿淫，附子治寒淫，黄芩治热淫，故为治风套剂。刘崇厚曰：此方无分经络，不辨寒热虚实，虽多，亦奚以为？昂按：此方今人罕用，然古今风方，多从此方损益为治。

独活寄生芄防辛，芎归地芍桂芩均。杜仲牛膝人参草，冷风顽痹屈能伸。若去寄生加芪续，汤名三痹古

---

① 芩：原作"今"，据三府会本改。

方珍。

名三痹汤，治风寒湿三痹。喻嘉言曰：此方用参芪四物一派补药，加芎、防胜风湿，桂心胜寒，细辛、独活通肾气，凡治三气袭虚成痹者，宜准诸此。

川芎茶调散荆防，辛芷薄荷甘草羌，目昏鼻塞风攻上，正偏头痛悉平康羌活治太阳头痛，白芷治阳明头痛，细辛治少阴头痛，防风为风药卒徒，薄荷、荆芥散风热而清头目。以风热攻上，宜于升上，巅顶之上惟风药可到也。加甘草以缓中，加茶调以清降。方内若加僵蚕菊，菊花茶调用亦藏。

祛寒之剂

理中汤主理中乡，甘草人参术黑姜人参补气益脾为君，白术健脾燥湿为臣，甘草和中补土为佐①，干姜温胃散寒为使。呕利腹痛阴寒盛，或加附子总扶阳。

吴茱萸汤人参枣，重用生姜温胃好。阳明寒呕少阴利，厥阴头痛皆能保。

姜、茱、参、枣补土散寒。茱萸辛热，能入厥阴，治肝气上逆而致呕利腹痛。

四神故纸吴茱萸，肉蔻五味四般须。大枣百枚姜八两，五更肾泻火衰扶。

由肾命火衰，不能生脾土，故五更将交阳分，阳虚不能健闭而泄泻，不可专责脾胃也。故纸辛温，能补相火，以通君火，火盛乃能生

---

① 佐：原作"优"，据三府会本改。

土；肉蔻暖胃固肠，吴茱燥脾去湿，五味补肾涩精，生姜温中，大枣补土，亦以防水也。

寒疝痛用导气汤，川楝茴香与木香。吴茱煎以长流水，散寒通气利小肠。

川楝苦寒，入肝舒筋，能导小肠、膀胱之热从小水下行，为治疝君药。茴香暖肾散寒，吴茱温井①燥湿，木香行三焦通气。

疝气方用荔枝核，栀子山楂枳壳益荔枝双结，状类睾丸，能入肝肾，辟寒散泄。栀②子泻火利水，枳壳行气破癥，山楂散瘀破积。再用吴茱暖厥阴，长流水煎疝痛释。

祛暑之剂

三物香薷豆朴先香薷辛温香散，能入脾肺，发越阳气以散蒸热。厚朴除湿散满，扁豆清暑和胃，若云热盛加黄连。或加芩草名五物，利湿祛暑木瓜宣，再加参芪与陈术，兼治内伤十味全，二香和入香苏饮，仍有藿薷香葛传。

清暑益气参草芪，当归麦味青陈皮，曲柏葛根苍白术，升麻泽泻姜枣随。

热伤气，参、芪益气敛汗；湿伤脾，二术燥湿强脾。火旺，肺金病而水衰，故用麦、味保肺生津，黄柏泻火③滋水，青皮理气而破滞，当归养血④而利阴，曲、草和中而⑤消食，升、葛以升清，泽泻以泻

---

① 井：疑为"肝"之讹字。
② 栀：原作"把"，据文义改。
③ 火：原作"大"，据文义改。
④ 血：原作"而"，据文义改。
⑤ 中而：此下原衍"中而"二字，据文义删。

浊也。

生脉麦味与人参，保肺清心治暑淫。气少汗多兼口渴，病危脉绝急煎斟。

人参大补肺气，麦冬甘寒润肺，五味酸收敛肺，并能泻火生津。盖心生脉，肺朝百脉，补肺清心，则气充而脉复。将死脉绝者服之，能令复生。夏月火旺烁金，尤宜罪之。

六一滑石同甘草，解肌行水兼清燥。统治表里及三焦，热渴暑烦泻痢保滑石气轻解肌，质重降火，滑能利窍，淡能行水，故能通治上下，表里之湿热，甘①草泻火和中，又以缓滑石之寒滑也。益元碧玉与鸡苏，砂黛薄荷加之好前方加辰砂，名益元散，取其清心；加青黛，名碧玉散，取其凉肝；加薄荷，名鸡苏散，取其散肺也。

利湿之剂

五苓散治太阳膀，白术泽泻猪茯苓。膀胱化气添官桂，利便消暑烦渴清二苓甘淡利水，泽泻甘咸泻水，能入肺肾而通膀胱，导水以泄火邪。加白术者，补土所以制水；加官桂者，气化乃能出也。《经》曰：膀胱者，州都之官，津液藏焉，气化则能出矣。除桂名为四苓散，无寒但渴服之灵。猪苓汤除桂与术，加入阿胶滑石停滑石泻火解肌，最能行水。吴鹤皋曰：以诸药过燥，故加阿胶以存津液。此为利湿兼泻热，疸黄便闭渴呕宁。

五皮饮用五般皮，陈茯姜桑大腹奇，或用五加易桑

---

① 甘：原作"目"，据文义改。

白，脾①虚肤胀此方同。

脾不能为胃行其津液，故水肿。半身以上，宜汗；半身以下，宜利小便。此方于泻水之中，仍寓温补之意。皆用皮者，水溢皮肤，因皮行皮也。

羌活胜湿羌独芎，甘蔓藁本与防风。湿气在里头腰重，发汗升阳有异功。风能胜湿升能降，不与行水渗湿同。

湿气在表宜汗，又风能胜湿，故用风药上升，使湿从汗散。若除独活芎蔓草，除湿升麻苍术充。

大橘皮汤治湿热，五苓六一二方辍。陈皮木香槟榔增，能消水肿及泻泄。

小水并入大肠，致小便不利而大便泄泻。二散皆行水泻热之药，加槟榔峻下，陈皮、木香理气，以利小便而实大便也。水肿亦湿热为病，故皆治之。

茵陈蒿汤治疸黄，阴阳寒热细推详，阳黄大黄栀子入

茵陈发汗利水，能泄太阴、阳明之湿热，栀子导湿热出小便，大黄导湿热出大便，阴黄附子与干姜，亦有不用茵陈者，仲景柏皮栀子汤。

八正木通与车前，萹蓄大黄滑石研，草稍瞿麦兼栀子，煎加灯草痛淋蠲。

木通、灯草、瞿麦降心火入小肠，车前清肝火入膀胱，栀子泻三焦郁火，大黄、滑石泻火利水之捷药，萹蓄利便通淋，草稍入茎止痛。虽治下焦，而不专于治下，必三焦通利，水乃下行也。

---

① 脾：原作"牌"，据文义改。

萆薢分清石菖蒲，草稍乌药益智俱，或益茯苓盐煎服，通心固肾浊精驱萆薢分清浊，乌药疏逐气，益智固脾①肾而开郁结，石菖蒲开九窍而通心，甘草稍达肾茎而止痛，使湿热去而心肾通，则气化行而淋浊②止矣。此以疏泄为禁止者也。缩泉益智同乌药，山药糊丸便数需。

当归拈痛羌防升，猪泽茵陈芩葛根。二术苦参知母草，疮疡湿热服皆应。

羌活通关节，防风散留湿，苦参、黄芩、茵陈、知母以泄湿热，当归以和气血，升、葛助阳而升清，芩、泻泻湿而降浊，参、甘、二术补正固中，使苦寒不伤胃，疏泄不损气也。刘宗厚曰：此方东垣本治湿热脚气，后人用治诸疮，甚验。

润燥之剂

润肠丸用归尾羌，桃仁麻仁及大黄归尾、桃仁润燥活血，羌活散火搜风，大黄破结通幽，麻仁滑肠利窍。或加芄防皂角子，风秘血秘善通肠。

清燥二术与黄芪，参苓连柏草陈皮。猪泽升柴五味曲，麦冬归地痿方推。

肺为辛金，大肠主气为庚金，主津。燥金受湿热之邪，则寒水生化之源绝，而痿躄喘渴诸症作矣。参、芪、苓、术、陈、草补土以生金，麦、味保金而生水，连、柏、归、地泻火滋阴，猪、泽、升、柴升清降浊，则燥金肃清，水出高原，而诸症卒矣。此方不尽润药，因

---

① 脾：原脱，据三府会本补。
② 浊：原脱，据三府会本补。

有清燥二字，故附次于此。然东垣所云清燥者，盖指肺与大肠为燥金也。

泻火之剂

黄连解毒汤四味，黄柏黄芩①栀子备黄芩泻肺火于上焦，黄连泻脾火于中焦，黄柏泻肾火于下焦，栀子通泻三焦之火而从膀胱出也，躁狂大热呕不眠，吐衄斑黄均可使，若云三黄石膏汤，再加麻黄及淡豉，此为伤寒温毒盛，三焦表里相兼治，栀子金花加大黄，润肠泻热真堪倚。

白虎汤用石膏煨，知母甘草粳米陪，亦有加入人参者，躁烦热渴②舌生胎。

白虎，西方金神③。此方清肺而泻胃火，故名。然必实热方可用之，或有血虚身热、脾虚发热及阴盛格阳。类白虎汤症误投之，不可救也。按：白虎症，脉洪大有力；类白虎症，脉大而虚，以此为辨。又当观小便，赤者为内热，白者为内寒也。

竹叶石膏汤人参，麦冬半夏与同朴。甘草生姜兼粳米，暑烦热渴脉虚寻。

竹叶、石膏之辛寒，以散余热；参、甘、粳、麦之甘平，以补虚生津；姜、夏之辛温，以豁痰止呕。

升阳散火葛升柴，羌独防风参芍侪。生炙二草加姜枣，阳经火郁发之佳。

---

① 芩：原作"苓"，据文义改。
② 渴：原作"愒"，据三府会本和兴发堂本改。
③ 金神：二字原脱，据三府会本和兴发堂本补。

火发多在肝、胆之经，以木盛能生火，而二经俱挟相火，故以柴胡散肝为君，羌活以发太阳之火，升、葛以发阳明之火，独活以散少阴之火。加参、甘者，补土以泄火，加白芍者，泻肝而益脾，且令散中有补，发中有取也。

凉膈硝黄栀子翘，黄芩甘草薄荷饶。竹叶蜜煎疗膈上，中焦燥实服之消。

连翘、薄荷、竹叶以升散于上，栀、芩、硝、黄以推泻于下，使上升下行而膈自清矣。加甘草、生蜜者，病在膈，甘以缓之也。潘思敬曰：仲景调胃承气汤，后人加味一变而为凉膈散，再变而为防风通圣散。

清心莲子石莲参，地骨柴胡赤茯苓。芪草麦冬车前子，燥烦消渴及崩淋。

参、芪、甘草补虚泻火，柴胡、地骨退热平肝，黄芩、麦冬清热上焦，赤茯、车前利湿下部，中以石莲交其心肾也。

甘露两地与茵陈，芩枳枇杷石斛伦。甘草二冬平胃热

二地、二冬、甘草、石①，斛平脾、肾之虚热，清而兼补，黄芩、茵陈折热而去湿，枳壳、枇杷抑气而降火。桂苓犀角可加均。

龙胆泻肝枝芩柴，生地车前泽泻偕，木通甘草当归合，肝经湿热力能排。

龙胆、柴胡泻肝胆之热，黄芩、栀子泻肺与三焦之热，佐②之归、地养血补肝，甘草缓中③益胃，不令苦寒过于④下也。

---

① 石：原作"看"，据三府会本和兴发堂本改
② 佐：此前衍一"地"字，据文义删。
③ 中：原作"申"，据三府会本和兴发堂本改。
④ 于：此下原衍一"也"字，据文义删。

导赤生地与木通，草稍竹叶四般攻，口糜淋痛小肠火，引热同归小便中。

生地凉心血，竹叶清心气，木通泻心火入小肠，草梢达肾茎而止痛。

普济消毒芩连鼠，玄参甘桔蓝根侣，升柴马勃连翘陈，僵蚕薄荷为末咀。或加人参或大黄，大头天行力能御。

原文曰：芩、连泻心肺之热为君，玄参、陈皮、甘草泻火①补气为臣，连翘、薄荷、鼠粘、蓝根、姜蚕、马勃散肿消毒定喘为佐，升麻、柴胡伸阳明、少阳二经之阳，桔梗为舟楫，不令下行为载。李东垣曰：此邪热客心肺之间，上攻头面为肿，以承气写②之，是为诛伐无过，遂处此方，全活甚众。

桔梗汤中用防己，桑皮贝母瓜蒌子。甘枳当归杏苡仁，黄芪百合姜煎此。肺痈吐脓或咽干，便秘大黄可加使。

黄芪补肺气，杏仁、以仁、桑皮、百保肺清火，栝蒌、贝母润肺除痰，甘③、桔开提气血，利膈散寒，防己散肿除风，泻湿清热，当归以和其血，枳④壳以利其气。

消斑青黛栀连犀，知母玄参生地齐。石膏柴胡人参草，便实参去大黄跻。姜枣煎加一匙醋，阳邪里实此

---

① 泻火：原作"谓大"，据《汤头歌诀·泻火之剂》"普济消毒"改。
② 写：同"泻"。
③ 甘：原作"目"，据三府会本和兴发堂本改。
④ 枳：原作"相"，据三府会本和兴发堂本改。

方稽。

发斑虽由胃热，亦诸经之火有以助之。青黛、黄连清肝火，栀子清心肝之火，玄参、知母、生地清肾火，犀角、石膏清胃火，引以柴胡使达肌表，使以姜、枣以和营卫。热毒入里，亦由胃虚，故以人参、甘草益胃。加醋者，酸以收之也。

辛夷散里藁防风，白芷升麻与木通。芎细甘草茶调服，鼻生息肉此方攻。

辛夷、升麻、白芷能引胃中清阳上行头脑，防风、藁本能入巅顶燥湿祛风，细辛散热通窍，川芎散郁疏肝，木通、茶清泻火下行，甘草甘平，缓其辛散也。

苍耳散中用薄荷，辛夷白芷四般和。葱茶调服疏肝肺，清升浊降鼻渊瘥。

凡头面之疾，皆由清阳不升，浊阴逆上所致。浊气上烁于肝，则鼻流浊渊。数药升阳通窍，除湿散风，故治之也。

除痰之剂

二陈汤用半夏陈，益以茯苓甘草臣。利气调中兼去湿，一切痰饮此为珍陈皮利气，甘草和中，苓、夏除湿，气顺湿除，痰饮自散。导痰汤内加星枳，顽痰胶固力能驯加胆星以助半夏，加枳实以成冲墙倒壁之功。若加竹茹与枳实，汤名温胆可宁神。润下丸仅陈皮草，利气祛痰妙绝伦。

滚痰丸用青礞石，大黄黄芩沉水香。百病多因痰作祟，顽痰怪症力能匡。

礞石标杆，能攻陈积伏匿之痰，大黄荡热实，以开下行之路，黄芩凉心肺，以平上僭之火，沉香能升降诸气以导诸药，为使。然非实体不可轻投。

半夏天麻白术汤，参芪橘柏及干姜。芩泻麦芽苍术曲，太阴痰厥头痛良。

痰厥非半夏不能除，风虚非天麻不能定，二术燥湿益气，参芪泻火补中，陈皮调气升阳，芩泻泻热导水，曲麦化滞助脾，干姜以涤中寒，黄柏以泻在泉少火也。

截疟七宝常山果，槟榔朴草青陈伙。水酒合煮露一宵，阳经实疟服之妥。

常山吐痰，槟榔破积，陈皮利气，青皮伐肝，厚朴平胃，草果消膏粱之痰，加甘草入胃，佐常山以引吐也。

收涩之剂

金锁固精芡莲须，龙骨蒺藜牡蛎需。莲粉糊丸盐酒下，涩精秘气滑遗无。

芡实固精补脾，牡蛎涩精清热，莲子交通心肾，蒺藜补肾益精，龙骨莲须皆固精收脱之品。

真人养脏诃粟壳，肉蔻当归桂木香。术芍参甘为涩剂，脱肛久痢早煎尝。

脱肛由于虚寒，参、术、甘草以补其虚。官桂、豆蔻以温其寒，木香调①气，当归活血，芍药酸以收敛，诃子、粟壳涩以止脱。

---

① 调：原脱，据三府会本补。

杀虫之剂

化虫鹤虱及使君，槟榔芜荑苦楝群，白矾胡粉糊丸服，肠胃诸虫永绝氛。

数药皆杀虫之品，单服尚可治之，汇萃为丸，而虫①焉有不②死者乎！

痈疡之剂

真人活命金银花，防芷归陈草节加，贝母天花兼乳没，穿山角刺酒煎嘉忍冬、甘草散热解毒，痈疮圣药，花粉、贝母清痰降火，防风、白芷燥湿排脓，当归和血，陈皮行气，乳③香托里护心，没药散瘀消肿，山甲角刺透经络而溃坚，加酒以待药势也。一切痈疽能溃散，溃后忌服用毋差，大黄便实可加使，铁器酸物勿治牙。

经产之剂

增补海藏妊娠汤，二物为君妙义长黄芩 白术，伤寒表虚芍药桂表虚自汗，发热恶寒，头痛，脉浮缓，二物二两加桂枝、白芍七钱，二药实表，名表虚桂枝汤，表实桂枝兼麻黄表实无汗，头痛身热，脉浮紧，二物二两加麻黄、桂枝七钱，二药发表，名表实麻黄汤，太阳羌活汤可用头痛身热，脊强脉浮，为太阳症，加羌

---

① 虫：原作"庄"，据三府会本改。
② 不：原脱，据文义补。
③ 乳：原作"孔"，据三府会本改。

活、防风、细辛、苍术、白芷、川芎、生地、甘草解表，名九味羌活汤，**膀胱五苓散非常**膀胱是腑，渴热邪临，大便泄泻，小便滞凝，为膀胱腑症，加泽泻、朱苓、茯苓、官桂利水，名五苓散，**阳明柴葛解肌进**目痛鼻干，不服身热，微洪脉，为阳明经症，加柴胡、葛根、白芍、羌活、白芷、桔梗、甘草清热，名柴葛解肌汤，**胃渴加入白虎藏**大热烦渴，脉大而长为阳明胃症，加石膏、知母清肺泻胃，名白虎汤，**阳明腑实大便结，大承气汤是神方**口燥干发谵语，掀衣足掷手扬举，心肠满硬，绕脐疼，发渴斑黄妄狂舞，为阳明胃腑症，加芒硝、枳实、大黄、厚朴攻里，名大承气汤，**少阳小柴胡汤入**往来寒热，胸满胁痛，心烦喜呕，口苦耳聋，脉弦为少阳症，加柴胡、半夏、人参、甘草、姜、枣解表清里，名小柴胡汤，**表在里急大柴强**病在表者，宜汗宜散，病在里者，宜攻宜清，若表症未除，里症又急者，仲景复立大柴胡汤，合表里而兼治之，为表里加柴胡、大黄、枳实、半夏、白芍、姜、枣解表攻里，名大柴①汤，**下痢黄芩汤最美**下痢后重加白芍、黄连、木香、枳壳、厚朴、槟榔、山楂、橘红以除后重，名黄芩芍药汤，**烦躁不眠栀子良**汗下后烦躁不眠，加栀子清躁除烦，名栀子汤，**风湿芃防与二妙**②兼风兼湿，肢节颜疼，身热脉浮缓，加秦艽、防风搜风，苍术、黄柏燥湿，名秦防二妙汤，**发斑青黛饮可尝**胃中湿热发斑，加青黛、栀子、黄连、犀角、知母、玄参、生地、石膏、柴胡、人参、甘草解毒散热，名消斑青黛饮，**胎动血漏仲胶艾**伤寒汗下后，胎动血漏加阿胶、艾叶、杜仲、

---

① 柴：此后疑脱一"胡"字。
② 二妙：二字原脱，据三府会本补。

续断益血安胎，胶艾汤，**痞满朴实颇相当**<small>胸满痞胀，加厚朴、枳实、散满消痞，名朴实汤</small>，**阴厥脉沉姜桂附**<small>身冷拘急，腹痛脉沉细，亦有不得而已，加干姜、肉桂、附子、温经回阳，名香附汤</small>，**蓄血如狂桃仁黄**<small>大便色黑，小便自利，脉实数，其人如狂谵，燥渴腹硬满痛，为蓄血症，加桃仁、甘草、芒硝、大黄、桂枝润燥通幽，名桃仁承气①汤</small>，**热结膀胱五苓②散**<small>大便自利，小便滞凝，其人如③狂，烦躁不安，小腹胀痛为热结膀胱症，加泽泻、猪苓、茯苓、官桂利水通肠名五苓散</small>，**吐衄芩连却炎阳**<small>热甚逼血而成衄，热毒入深而成吐，为吐衄症，加生地、黄连、犀角、白芍、柴胡、栀子、丹皮凉血下降，名生地芩连汤</small>，**安胎养血先为主，除因各症细参详，后人法此治经水，过多过少别温凉④。温加丹皮以凉血**<small>加丹皮治经水过多，丹皮凉血⑤</small>。**色黑后期连附商**<small>加黄连清热，香附行气，名连附汤</small>，**热加黄连与栀子**<small>加栀子、黄连、治血热妄行</small>，**寒加桂附合干姜**<small>加肉附子、干姜治血海虚寒</small>，**气加香附并陈朴**<small>加香附、陈皮、厚朴治气郁经阻</small>，**风加秦艽荆芥羌**<small>加秦艽、荆芥、羌活治血虚风痉</small>，**此皆经产通用剂，设与时师好审量。**

胶艾汤中四物先，阿胶艾叶甘草全<small>四物养血，阿胶补阴，艾叶补阳，甘草和胃，加酒行经</small>。**妇人良方单胶艾，胎动血漏腹痛痊，胶艾四物加香附，方名妇宝调经专。**

---

① 气：此前原衍一"承"字，据文义删。

② 苓：原作"芩"，据文义改。

③ 如：原作"加"，据三府会本改。

④ 温凉：二字原脱，据《汤头歌诀·经产之剂》"海藏妊娠六合汤"补。

⑤ 血：原作"而"，据三府会本改。

羚羊角散杏苡仁，防独芎归又茯神，酸枣木香和甘草，子痫风中可回春。

羚羊平肝火，防独散风邪，枣茯以宁神，芎归以和血，杏仁、木香以利气，苡仁甘草以调脾。

当归生姜羊肉汤，产中腹痛辱劳匡，亦有加入①参芪者羊肉辛热，用气血之属以补气血，当归引入血分，生姜引入气分，以生新血，加参芪者，气血交补也，千金四物甘桂姜。

达生紫苏大腹皮，参术甘陈归芍随，再加葱叶黄杨脑，孕妇临盆先服之归芍以益其血，参术以补其气，陈腹苏葱以疏其壅，不虚不滞，产自无难矣。若将川芎易白术，紫苏饮子子悬宜。

---

① 入：其后原衍"人"字，据文义删。

切总伤寒

序

《伤寒四字经》，原吾师汪百川所传也。人虽有之，秘而不见。予思利世救民，医者之责，何敢私而不公？今出其书而刊刻之，以便仁人之捡用。内有《捷径伤寒》条字句错讹，故为易之。有伤寒汤亦未附齐，更采诸书而为补之。又摘入说约歌括四十余首，名曰"切总"。切者，摘其要；总者，约其全尔。

伤寒四字经

脉在浮分，太阳初经，恶寒发热，身痛头疼。

无汗恶寒，脉浮紧硬，麻黄发表，汗出即应。

有汗伤风，桂枝汤进，脉浮软缓，止汗自灵。

膀胱是腑，渴热邪临，大便泄泻，小便滞凝，

五苓散服，渴止便平。风寒互见，各半汤承，

麻黄桂枝，各宜而进。若有烦躁，大青龙灵，

九味羌活，总可代行。脉入中分，阳明少阳，

阳明之症，中分而长。病有经腑，浅深要明。

经病目痛，鼻干不眠，柴①葛解肌，加减汤进。

邪深入腑，胃里热炎，汗渴斑谵，白虎汤先。

叫走狂越，三黄巨盛，表邪未罢，大柴胡进。

中分脉弦，少阳之症，胆无去路，只有经病。

寒热呕吐，耳聋胁痛，小柴胡汤，合宜而行。

脉入沉分，审察三阴，阳初入阴，太阴先成。

腹满自痢，咽不到津，小柴加桂，枳朴消凝。

亦有腹痛，胃热邪临，桂枝大黄，下而后平。

舌干口燥，少阴之症，尺寸俱沉，津不到咽，

壮水益火，家藏秘经，阴阳两厥，疑似难明。

阳厥沉实，始因便闭，阳厥宜下，六一顺气。

阴厥沉细，小柴加桂，初宜利过，阴症宜温。

四逆理中，未厥煎热，后厥日应，厥痢不食。

反食除中，四逆加曲，知戒不终，四逆名散，

和解而愈。烦满囊缩，厥阴之症，绕腾阴气，

小腹先疼，头痛脉浮，四生汤应。四时感冒，

各有殊形，先看两尺，次察人迎，两尺有力，

人迎浮紧，此即外感，发散先行。重则羌活，

轻则十神，人参败毒，各宜而进。但凡身热，

俱有头疼，忽概为表，虚实要明，阴虚阳症，

分别要真，头痛如劈，热似火焚，烦渴闷乱。

---

① 柴：原作"紫"，据文义改。

身汗昏沉，寸关浮大，按指空虚，两尺略胜，
阳虚可凭，补中益气，加减而应。热甚面赤，
口渴烦闷，脉微而数，两尺微甚，时轻时重，
潮热勿论，两尺沉散，寸关微数，夜重日轻。
壮水为主，烧尖自平。阴阳虚实，依此准绳，
更有郁热，亦当变论。郁症有五，木郁为尊。
此病一作，似实似虚，庸医仿佛，临药无凭。
脉似阴虚，两尺有神，似乎阳虚，寸关微洪。
咽干口苦，心胁微痛，午后病重，亥后病轻。
木郁宜达，逍遥散真，以上紧要，大略而论。
余难尽述，另有酌定，学者细心，勿忘是经。

六经传变歌

伤寒一日二日间，发热头痛及恶寒，腰痛脉浮缓紧
别，此脉从头连腰还，无汗麻黄汤发散，有汗伤风桂枝
攒，大青龙汤表里实，此属太阳膀胱间。

伤寒二日三日内，目痛身热加一倍，鼻干不睡脉来
长，此脉往来洪者是，无汗恶寒用葛根，有汗桂枝汤一
剂，便①实恶寒大柴胡，此属阳明胃经内。

三日四日病转深，耳聋胸胁痛如针，寒热呕逆口干
苦，此脉循胁络耳真，中弦之脉真可见，小柴胡汤可煎

---

① 便：原脱，据三府会本和兴发堂补。

吞，似疟妇人血结类，此属少阳胆经寻。

病转四日及五日，腹痛咽干自温的，自利而渴脉微沉，脉布脾胃络咽嗌，四逆理中治脏寒，腹满脉浮桂枝入，胸满痰多瓜吐之，此属太阴脾经脉。

伤寒五日六日挨，多眼口燥舌干哉，此脉络肺系舌本，指下脉沉贯肾来，舌干须用小承气，不渴不干四逆瘥，汗出伤阳诸肤属，此属少阴肾经排。

伤寒六日七日到，囊缩脉微烦①满貌，筋急唇青四体疼，脉寻阴气络肝道，脉若不浮小建中，浮缓如疟各半妙，囊缩阳毒承气加，此属厥阴肝经奥。

六经正病歌

太阳头痛身热脊强，阳明目痛鼻干不眠，少阳耳聋胁痛寒热，呕而口为之苦。太阴腹满自利，尺寸沉而津不到咽，少阴则舌干口燥，厥阴则烦囊拳②。

一日二日可发表而散，三日四日宜和解而痊，五六日便实方可议下，七八日不愈又复再传，日传二经名为两感，经传六日应无一痊。

太阳无汗麻黄为最，太阳有汗桂枝可先，小柴胡为少阳之要领，大柴胡行阳明之秘坚。至三阴则难拘定法，或可温而或可下，宜数变以曲全生意，或可方而或可圆。

---

① 烦：原作"类"，据三府会本和兴发堂本改。
② 拳：通"蜷"。《庄子·人间世》："其棱细则拳曲。"

伤寒表半里三症用药歌

伤寒表症是如何？无汗恶寒身热多，头痛脊强脉浮紧，十神汤剂汗之瘥。

伤寒半表半里详，往来寒热脉弦长，口苦耳聋兼胁痛，小柴胡汤和之良。

伤寒里症腹心膨，不恶寒来恶热蒸，其脉沉实大便结，大柴胡汤下之生。

阳症阴症

阳症身热头疼痛，口燥咽干常自动，谵语循衣脉弦洪，大承气汤宜所用。

阴症身凉二便清，病初自汗少头疼，也无燥渴脉沉细，附子理中急须寻。

阳症似阴　阴症似阳

阳症身凉冷四肢，小便赤少大便稀，心烦口燥脉沉数，白虎汤兼竹叶奇。

阴症如阳面色红，小便清滑大便通，浑身微热沉迟脉，真武汤兼用理中。

阳厥阴厥

阳厥时时指爪温，心烦便秘口干论，脉来沉细中还疾，承气柴胡可煎吞。

阴症身凉冷四支^①，二便通滑夜烦时，脉来沉细知端的^②，真武汤兼四逆宜。

血脉黄

面黄恰似烟熏色，小便自利大便黑，唇焦漱水血家黄，桃仁承气汤堪择。

湿症黄

发黄浑似橘皮明，小便不利大便行，湿热相蒸名曰疸，茵陈汤共五苓平。

柔痓刚痓

元来^③痓病属膀胱，口噤如痫身反张，此是伤风感寒湿，故分两痓有柔刚。

无汗为刚须易识，惟有葛根汤第一，有汗为柔端的详，桂枝葛根汤救急。

二痓皆宜续命汤，刚痓去桂用麻黄，柔痓去麻当用桂，只因此法最为良。

---

① 支：同"肢"。
② 端的：底细，缘由，详情。
③ 元来：谓追溯原由。

伤寒有四症相类

食积寒痰并脚气，更兼亦有患劳烦，要识四般相类症，不与伤寒一例看。

伤寒至捷法歌

发热憎寒体痛时，脉浮无汗却怎医，十神五积香苏散，有汗伤风用桂枝。

汗后依前病不除，三朝四日莫踌躇，或用参苏或败毒，加些良剂病当舒。

病传入里腹胀满，口干热盛小柴管，病若仍前热泄多，只用柴苓汤一碗。

六日七日病转热，前后不通好饮啜，或有乱语及循衣，大柴承气可通别。

下后仍前病不休，黄连解毒免人忧，病后虚烦热已静，白虎竹叶石膏投。

阳厥还须用大柴，不然承气也通挨，阴厥四逆并真武，三建加之自忖裁。

胸膈停痰痞闷时，可将瓜蒂吐之宜，怔忡水停微有喘，青龙十枣便能医。

阴毒发斑还阳煎，阳毒发斑黑奴丸，咽喉肿痛如何治，甘桔汤惟两味兼。

膈痰冷气如何治，理中丸子君须记，去血还须抵当汤，噫气不除旋覆毕。

小便不通五苓宜，猪苓八正皆曰奇，大便不通蜜导法，硝黄服后熨其剂。

热泻五苓藿香加，冷吐四逆茱萸佳，狐惑哑声汤何用，黄连犀角效堪夸。

发黄栀子柏皮同，退疸茵陈极有功，治蓄桃仁雄黄锐，大黄甘遂解结胸。

昏沉多睡萎蕤汤，烦躁不眠酸枣方，少阴自利白通美，脚气续命越脾当。

柔痉桂枝加干葛，刚痉麻黄葛根合，阴症似阳四逆宜，阳症如阴白虎夺。

食复劳伤却怎医，枳实栀子内中追，阴易阳易如何治，烧裈鼠粪此汤宜。

吐蛔椒梅与理中，风湿黄芪术附通，腹中急痛如何治，桂枝加入大黄中。

吐血解毒与三黄，筋惕肉瞤真武汤，肺实嗽喘青龙美，衄血不止茅花强。

往来寒热成瘟疟，小柴胡汤加减酌，呃逆皆因胃有寒，丁香柿蒂羌附讬。

热深咳逆成厥逆，大小柴胡自去攀，此是医家入门局，使宜明者用心参。

补遗诸汤名附

小承气汤

枳实、大黄、厚朴。

瓜蒂散

瓜蒂、赤小豆①。

小青龙汤

半夏、干姜、细辛、五味、麻黄、芍药、肉桂、甘草。

大青龙汤

麻黄、桂枝、甘草、杏仁、石膏、大枣、生姜。

甘桔汤

桔梗、甘草。

酸枣汤

酸枣仁、甘草、知母、茯苓、川芎。

香苏散

紫苏、陈皮、香附、甘草。

十神汤

紫苏、甘草、陈皮、香附、干葛、升麻、赤芍、川芎、白芷、麻黄。

---

① 瓜蒂、赤小豆：此五字原无，据《伤寒论·辨太阳病脉证并治下第七》"瓜蒂散方"补。

人参败毒散

人参、桔梗、甘草、川芎、茯苓、枳壳、前胡、羌活、独活、柴胡。

小柴胡汤

柴胡、半夏、人参、黄芩、甘草。

大柴胡汤

柴胡、大黄、枳实、半夏、黄芩、白芍。

五苓散

猪苓、泽泻、茯苓、肉桂、白术。

黄连解毒汤

黄连、黄柏、黄芩、栀子。

麻黄汤

麻黄、杏仁、桂枝、甘草。

桂枝汤

桂枝、赤芍、甘草。

白虎汤

石膏、甘草、知母。

竹叶石膏汤

人参、半夏、甘草、竹叶、石膏、麦冬。

真武汤

芍药、茯苓、白术、甘草、附子。

三建汤

天雄、川乌、附子。

四逆汤

干姜、甘草、附子。

桃仁承气汤

大黄、厚朴、桃仁、芒硝。

茵陈蒿汤

茵陈、大黄、栀子。

小续命汤

麻黄、人参、黄芩、芍药、防己、甘草、川芎、肉桂、防风、附子、杏仁。

十枣汤

芫花、甘遂、大戟、枣子。

白通汤

葱白、干姜、附子。

栀子白皮汤

栀子、甘草、黄柏。

烧裈散

妇人中裈近阴处取烧作灰。

豭①鼠粪汤

鼠粪。

旋覆代赭汤

旋覆花、人参、生姜、半夏、赭石、枣子、甘草。

---

① 豭（jiā 夹）：公猪。

抵当汤

水蛭、虻虫、桃仁、大黄。

大黄甘遂汤

大黄、甘遂、芒硝。

还阳煎

硫黄、炮乌、干姜。等分为末，每服一钱，盐汤
水下。

葳蕤汤

羌活、麻黄、葛根、白芷、青木香、川芎、甘草、石
膏、葳蕤、杏仁。

越脾汤

麻黄、石膏、生姜、枣子、甘草。

桂枝大黄汤

桂枝、白芍、甘草、生姜、枣子、大黄。

黄芪术附汤

黄芪、白术、附子、甘草、生姜、大枣。

枳实栀子汤

枳实、栀子。

桃仁汤

桃仁、槐子、艾叶。

黄连犀角汤

黄连、犀角、乌梅、苦参。

茅花汤

茅根一味，捣汁服。

理中汤

甘草、人参、白术、黑姜。

羌活附子汤

羌活、附子、干姜、茴香、木香。

三黄解毒汤

黄柏、黄芩、黄连、栀子。

蜜导法

用蜜熬如饴，捻作挺子，掺皂角末，纳谷道中。

栀子大黄汤

大黄、枳实、栀子。

黑奴丸

黄芩、麻黄、芒硝、釜底煤、灶突烟、梁上尘。为末
蜜丸，重四钱，新汲水下。

雄黄锐散

雄黄、桃仁、苦参、青葙子、黄连。各等分，艾汁为
丸，如指绵裹纳下部中。

小建中汤

芍药、桂枝、生姜、大枣、甘草、饴糖。

葛根汤

葛根、麻黄、桂枝、白芍、甘草、生姜、枣子。

桂枝葛根汤

葛根、桂枝、芍药、甘草、生姜、枣子。

各半汤

桂枝、芍药、甘草、生姜、麻黄、枣子。

丁香柿蒂汤

丁香、柿蒂、人参、生姜。

附子理中汤

甘草、人参、白术、黑姜、附子。

大承气汤

芒硝、枳实、大黄、厚朴。

五积散

麻黄、苍术、白芷、赤芍、当归、川芎、枳壳、桔梗、桂枝、干姜、甘草、茯苓、厚朴、陈皮、半夏、姜、葱。

参苏饮

人参、紫苏、陈皮、枳壳、前胡、半夏、干葛、木香、桔梗、茯苓、甘草。

柴苓汤

人参、柴胡、半夏、黄芩、甘草、猪苓、茯苓、泽泻、白术、姜、枣、官桂。

椒梅理中汤

人参、白术、干姜、乌梅、花椒。

猪苓汤

猪苓、泽泻、滑石、茯苓、阿胶。

八正散

木通、车前、萹蓄、大黄、滑石、草稍、瞿麦、栀子、灯草。

说约歌

太阳经

症不同，方各异，四时伤寒各有例。惟有冬月正伤寒，不与春夏秋同治。发表实表两妙方，用在三冬无别制。

正伤寒，正伤风，表虚表实不相同。表虚自汗脉浮缓，疏邪实表有神功。表实无汗脉浮紧，升麻发表自然松。

背恶寒，身发热，头疼脊强无休歇。俱属太阳膀胱经，有汗无汗须分别。有汗表虚脉浮缓，无汗表实浮紧脉。

疏邪实表汤

疏邪实表桂枝芎，赤芍羌防白术同，甘草姜三和枣二，胶饴一匙共煎浓。

升麻发表汤

升麻发表桂麻黄，白芷川芎甘草羌，防杏共咀槌法妙，豉加一撮引葱姜。

春夏秋三时感冒

春夏秋，另有方，通用羌活冲和汤，春温夏热秋治湿，随时加减妙①难量，病症与冬皆相似，浅深表里脉中详。

脉有浮、脉有沉，半浮半沉表里寻，有力无力辨虚实，或温或寒细酌斟，更有汗吐下三法，随宜施设莫沉吟。

羌活冲和汤

羌活冲和羌防风，甘芩苍芷地莘②芎，姜枣槌加葱捣汁，三时发汗自然松。

阳明症

阳明症，不得眠，鼻干目痛病之缘，恶寒身热微洪脉，此系阳明胃经传，柴葛解肌汤一服，犹如渴极饮甘泉。

柴葛解肌汤

解肌汤用葛柴芩，桔芍羌甘白芷灵，槌法石膏末一撮，枣姜一服即身轻。

阳明胃腑本实病

口燥干，发谵语，衣掀足掷手扬举。心腹满硬绕脐疼，发渴斑黄妄狂舞。

---

① 妙：原作"沙"，据三府会本改。
② 莘（xīn 辛）：植物名，即细辛。

舌卷囊缩便硬坚，邪传正阳明胃腑。六一顺气是神方，秘之莫与庸愚睹。

六一顺气汤

六一顺气黄硝芩，枳实朴柴甘芍匀，水煎铁锈三匙入，杀车槌法妙如神。

少阳症

少阳症，呕而吐，耳聋胸胁多痛楚，脉来弦数胆之经，本经切禁汗下吐，病在半表半里间，柴胡双解饮宜煮。

柴胡双解饮

双解饮用甘参陈，干葛柴胡半夏芩，加入枣姜槌法妙，艾汁三匙药更神。

太阴症

太阴症，脉俱沉，病形一一要详论。沉而有力宜当下，沉而无力又宜温。

口渴咽干腹满痛，桂枝大黄汤可用。身目发黄头汗出，茵陈将军汤是重。

无热自利脏寒甚，加味理中汤是圣。太阴寒症势沉沉，回阳救急汤为正。

桂枝大黄汤

桂枝大黄桂草芍，柴实大黄姜枣着，腹满而喘不恶寒，加入腹皮去甘酌。

茵陈将军汤

茵陈将军茵枳实，芩朴枝黄甘草入，推法灯心三片姜，太阴头汗此汤的。

加味理中汤

加味理中参最尊，炮姜肉桂茯苓陈，白术甘草同姜枣，一匙壁土入汤吞。

回阳救急汤

回阳救急桂人参，熟附炮姜共茯苓，五味陈皮甘术半，姜煎入麝逐寒凝。

少阴症

少阴症，脉亦沉，有力无力分下温。舌干口燥肾水涸，或利清水心硬疼。

腹胀绕脐土胜水，六一顺气有方存。不渴恶寒身厥冷，腹疼吐泻病沉沉。

此是阴寒深入里，回阳救急急须寻。

二汤见上

厥阴症

厥阴症，脉又沉，温下同前一样论。舌卷囊缩并消渴，四肢厥冷乍还温。

烦满便实多属热，六一顺气可旋吞。口吐涎沫四肢冷，呕逆不渴腹痛硬。

此是厥阴真寒症，回阳救急汤已整。少阴厥阴治略同，二汤用去人能省。

二汤见上

两感症

两感症，日双传，一日太阳少阴连，肾与膀胱沉洪脉，口干头痛热寒兼。

二日阳明与太阴，沉长之脉胃脾经，目痛鼻干腹自满，大便自利不安宁。

三日少阳厥阴联，肝胆之脉见沉弦，耳聋胁痛囊卷缩，古人不治命由天。

幸节庵，订妙方，不论阴阳两感伤，设立冲和灵宝饮，一服两感雪加汤。

冲和灵宝饮

冲和灵宝饮柴羌，芷葛辛芎生地防，甘草膏芩医两感，煨姜黑豆枣神方。

真寒症

直中阴，为真寒，面如刀刮吐泻难。口鼻出气如冰冷，脉来迟缓是其端。

手足指甲皆青色，舌卷囊缩做一团。外用葱白熨脐法，内服回阳救急安。

汤见上

逆结症

小腹满，溺秘结，或短或赤口枯竭，惟有秘方导赤汤，下焦蓄热凭斯泄。

导赤汤

导赤白术泽猪苓，滑甘桂茯山枝仁，入盐二字依槌法，姜引灯心二十茎。

热结症

热结症，医须别，下利清水身又热，谵语发渴邪里传，心下硬痛无休歇，无热六一顺气汤，有热黄龙汤一贴。

黄龙汤

黄龙枳实共硝黄，厚朴当归甘草当，人参桔梗引姜枣，槌加铁锈水调汤。

三阳合病

三阳合，必自利，莫作旁流清粪例，利下黄赤协热来，肠垢脐热治有异，古人法用黄芩汤，全生集载因有意。

黄芩汤

黄芩汤用芩①黄连，甘草芍药水来煎，发热柴胡泻白术，腹痛芍药炒来添。

挟血症

不恶寒，头不疼，身热发渴语无伦，小便通利大便

---

① 芩：原作"苓"，据三府会本改。

黑，妄投凉剂命难存，血郁心脾如见鬼，当归活血是
生门。

当归活血汤

当归活血归甘芍，参地桃红柴枳壳，炮姜肉桂引生
姜，入酒三匙槌法着。

鼻衄症

鼻衄血，久不止，热甚逼血乃如此，内服生地芩连
汤，外于鼻上搭水纸，热毒入深致吐血，亦当急用此
汤使。

生地芩连汤

生地芩连连桔枝，柴芎芩地芍甘施，犀角大枣磨京
墨，茅汁藕汁磨墨知。

瘀血症

瘀血症，上焦热，烦躁嗽水不下噎，热极又恐血妄
行，犀角地黄汤最切。

犀角地黄汤

加味犀角地黄汤，地犀丹草归陈和，红花芍药引姜，
槌法取汁用藕节。

蓄血症

热传里，有蓄血，其人如狂膀胱结，谵语燥渴身目
黄，小腹硬满兼痛绝，小便自利大便黑，桃仁承气从
来设。

桃仁承气汤

桃仁承气饮硝黄，桂实青柴甘芍当，桃仁姜引除瘀血，三匙苏本汁神方。

发斑症

身似朱，眼如火，发斑狂叫无人我，鼻焦面赤汗不干，三黄石膏汤最妥。

三黄石膏汤

三黄膏柏枝连芩，淡豉麻黄姜枣寻，槌法细茶加一撮，更入神砂末自灵。

斑烂症

斑既出，休发汗，重如锦纹神气乱，血热不散乘虚出，消斑青黛金不换，病初汗下两失时，误投热药成斯患。

消斑青黛饮

消斑青黛饮柴连，甘草人参知母玄，生地膏枝犀角黛，枣姜为引水同煎。

阳毒症

阳热极，发斑黄，目赤口渴自颠狂，便闭舌卷囊更缩，脉数三黄巨胜汤。

三黄巨①胜汤

三黄巨胜汤大黄，芩连枝柏石膏芒，姜枣同煎推法妙，泥浆和服是神方。

阴阳毒症

阴阳毒，更有方，阳毒面赤如锦妆。咽喉疼痛并吐血，阴毒面目青色当。

咽痛遍身如被杖，俱遍七日定然亡。五日可治用何药？仲景升麻鳖甲汤。

升麻鳖甲汤

升麻鳖甲用升麻，鳖甲雄黄甘草赊，当归蜀椒煎顿服，阴毒除去雄椒瘥。

阳厥症

阳厥症，指尖温，心烦便秘语无伦。脉来沉细并有力，六一顺气可煎吞。

汤见上

阴厥症

阴厥症，透身寒，二便自利心不烦。唇指带青身战栗，踡卧腹痛口流涎。

脉来沉细兼无力，回阳救急病能安。手足温利无别症，加味理中汤是圣。

---

① 巨：原作"目"，据三府会本改。

呕涎腹痛盐炒黄，无脉一匙猪胆进。呕吐不止加姜汁，泄泻黄芪升麻胜。

二汤见上

二痓症

刚柔痓，属膀胱，口噤如痫身反张。手足挛摇头面赤，头摇不定项又强。

无汗恶寒名刚痓，有汗不寒柔痓详。二痓俱宜如圣饮，只依此法最为良。

如圣饮

如圣饮防羌芷芍，甘半芒硝归乌药，柴芩共剂引生姜，槌法竹沥姜汁着。

格阳症

阴格阳，难辨详，阴极发燥面戴阳，欲赴井中脉无力，急服回阳反本汤。

回阳反本汤

回阳反本用炮姜，甘草麦冬五味良，陈皮人参熟附子，腊茶葱叶七茎姜。

如狂症

初得病，原无热，狂言烦躁不安贴，热结膀胱如狂症，若还误下命当绝，太阳本病自经传，桂苓饮是神仙诀。

桂苓①饮

桂苓饮是②猪苓泽，术桂柴苏甘知柏，山枝滑石共生姜，服之微汗真可特。

过汗口渴症

身热渴，汗不松，经汗愈渴脉微洪，阳明里热消津液，全赖如神白虎功。

如神白虎汤

如神白虎用人参，甘草麦冬五③味临，膏枝知母引姜枣，竹叶为槌人自清。

亡阳症

亡阳症，因汗多，头眩振振病不和，肉瞤筋惕虚之极，温经益元莫蹉跎。

温经益④元汤

温经益元参芍归，地黄甘草附须煨，白术茯苓同肉桂，枣姜糯米法依槌。

无阳症

无阳症，细详定，头疼发热恶寒甚，不能作汗系阳虚，愚蒙又不辨时令，妄用麻黄必害人，再造饮治须

---

① 苓：原脱，据三府会本和兴发堂本补。
② 是：原脱，据三府会本补。
③ 五：原脱，据三府会本和兴发堂本补。
④ 益：原无，据下文补。

臾定。

再造饮

再造甘芍桂芪参，熟附羌防芎细辛，煨姜三片和枣二，更加童便气和匀。

戴阳症

身微热，头不疼，无寒不烦面赤骍^①，燥闷饮水不入口，虚火炎炎势若焚，只因汗下伤元气，益元汤服必安宁。

益元汤

益元参附味干姜，甘草麦冬芍药强，黄连茯苓并知母，生姜大枣水煎尝。

撮空症

撮空症，仔细详，休投风药把人伤，又手当胸言语乱，昏愦循衣并摸床，只因肝热来乘肺，升阳散火即安康。

升阳散火汤

升阳散火芎归参，甘草茯神柴术苓，陈皮麦冬姜枣入，水煎槌法煮真金。

懊憹症

懊憹症，属虚烦，心中郁闷不舒散，反复颠倒无眠

① 骍（xīng 星）：赤色的马和牛，亦泛指赤色。

睡，懊懊憹憹病非凡，皆缘误下阳邪陷，栀子豉汤探吐安。

栀子豉汤

栀子豉汤栀子豉，先煎栀子后豆豉，服后得吐心中畅，不吐再服不可迟。

下脓血

身发热，痢脓血，莫作阴寒漏底说，温热积中成下痢，黄连阿胶汤可绝。

黄连阿胶汤

黄连阿胶芎当归，白芍生地乌梅随，甘草地榆水煎服，京墨磨汁病可追。

蛔厥症

蛔厥症，手足冷，误投凉剂人必损，食即吐蛔不食饥，虽有热症寒不稳，椒梅安蛔理中汤，酸苦辛辣蛔自稳。

安蛔理中汤

安蛔理中汤参术，乌梅川椒炮姜入，白茯生姜用水煎，手足冷甚附子益。

狐惑症

狐惑症，是虫病，狐虫食肛下唇疮，上唇有疮惑虫应，面①色乍白乍黑赤，恶闻食气默默寝，舌白齿晦甚杀人，黄连犀角汤为胜。

黄连犀角汤

黄连犀角共乌梅，加入苦参水煎食，桃仁槐子连艾叶，并治虫症齿色黑。

越经症

睡梦中，忽言语，无病昏昏神不起，汤粥与之随口吞，形如②酒醉多不举，心火③克金越经症，导赤各半汤急取。

导赤各④半汤

导赤各半茯神参，滑石黄连枝草芩，麦冬知母同犀角，枣姜槌法入灯心。

食积症⑤

食积症，类伤寒，发热恶寒头痛难，恶心呕吐身无痛，加减调中饮可参，兀兀⑥欲吐同霍乱，探吐之法即能安。

---

① 面：原作"而"，据文义改。
② 如：原脱，据三府会本和兴发堂本补。
③ 火：原作"大"，据三府会本改。
④ 各：原作"苔"，据三府会本和兴发堂本改。
⑤ 食积症：此下原衍一"症"字，据文义删。
⑥ 兀兀：昏沉的样子。苏轼《郑州别后马上寄子由》曰："不饮胡为醉兀兀，此心已逐归鞍发。"

调中饮

调中陈朴甘术术，草果山楂曲枳实，黄连干姜引用姜，木香磨汁消其积。

脚气症

脚气症，类伤寒，头疼恶寒身热煎。脚膝软疼难转动，呕逆身痛便又难。

暑中三阳患必热，寒中三阴患冷兼。风浮湿弱脉中辨，补剂淋洗用不堪。

病起脚膝名脚气，加减续命汤保安。

续命汤

加减续命羌防芍，麻桂甘芎二术着，防己灯心二十茎，姜枣槌法病可却。

挟痰症

挟痰症，类伤寒，身热昏迷头又眩，涎出口中气上喘，七情①内损病之缘，神出舍空言语乱，加味导痰可痊。

导痰汤

加味导痰汤半陈，甘蒌枳桔茯苓芩，白术南星姜枣引，竹沥姜汁入和吞。

劳力感寒症

虚烦症，类伤寒，莫与伤寒一例看。头疼寒热口微

① 七情：此下原衍一"情"字，据文义删。

渴，两腿酸疼举步难。

溅溅汗出身作痛，浮虚无力脉中参。若误汗之轻变重，切记临时仔细观。

气血内伤寒外感，调荣养卫是神丹。

调荣养卫汤

调荣养卫参芪定，生地芎陈白术并，柴辛甘草归羌防，槌法入葱姜枣应。

色复症

病新瘥，思淫欲，男女私交将病复，阴阳易症最难医，裆末逍遥宜用连。

裆末逍遥散

裆末逍遥参黄连，韭根犀角地黄兼，滑石柴胡假鼠粪，甘草竹茹知母全。

百合瘥后昏沉、错语、劳复、食复等症

劳复症，及百合，新瘥劳伤血气弱。热缠经络更昏沉，错语少神烦热渴。

新病瘥，食复症，脾虚气弱不能胜。重则吐下轻则消，柴胡百合总宜任。

柴胡百合汤

柴胡百合合人参，知母柴芩甘地陈，茯芍枣姜槌鳖甲，煎来温服效如神。

晚发症

三月间，晚发病，时行寒疫身痛甚，头疼身热并恶

寒，口渴无汗病不顺，

脉来有力兼浮紧，羌活冲和投不应，槌法六神通解汤，人神气实须臾定。

六神通解汤

六神通解石膏芩，滑石麻黄甘草辛，苍术羌芎和豆豉，姜葱热服汗周身。

大头伤寒

大头病，是天行，发热恶寒头痛疼，一服芩连消毒饮，痰火喉闭悉安宁。

芩连消毒饮

芩连消毒饮柴翘，枳桔羌防荆芷饶，芩连芎射甘牛蒡，竹沥生姜汁共调。

黄耳伤寒

黄耳病，类伤寒，耳中策策①痛不安，恶寒发热风入肾，脊强皆直如痓般，荆防败毒诚有效，补天石载病情探。

荆防败毒散

荆防败毒荆防羌，独活柴前甘草方，川芎桔梗茯苓妙，细辛芷蔓共成汤。

---

① 策策：象声词。唐代韩愈《秋怀诗》之一："窗前两好树，众叶光薿薿，秋风一披拂，策策鸣不已。"

赤膈伤寒

胸赤肿，又疼痛，发热恶寒病甚重。头疼体痛类伤寒，荆防败毒诚有用。

本汤加入芩黄连，瓜蒌玄参赤芍中。升麻并用紫金皮，大便燥实将军送。

外治须用三棱针，刺肿出血能蠲痛。

汤见上

麻脚伤寒

麻脚症，因湿传，内外邪寒共逼攒。痰涎壅肺身麻木，四肢不举口无言。

急用明矾调酒灌，五积发表可安痊。倘如内弱阴寒胜，扶阳附子急须添。

五积散

五积发表有神功，麻黄苍芷芍归芎，枳桔桂姜甘茯朴，陈皮半夏加姜葱。

胎前伤寒

太阳症，是胎前，发热恶寒头痛先，脉来浮紧身无汗，葱苏饮服自然痊。

葱苏饮

葱苏饮用二钱芎，葱头甘一紫苏攻，生姜三钱须捣烂，水煎热服汗来松。

产后伤寒

身发热，头又疼，恶寒无汗表症成，脉来浮紧法当汗，产后又非一样论，豆淋发表汤奇效，若得微汗即身轻。

豆淋发表汤

豆淋发表紫苏芎，羌活茯苓白术同，当归蒲黄须炒黑，熟地姜灰甘草通。

增补脉诀

序

《脉诀规正》一书，西晋王叔和之真本也。自六朝高阳生以假乱真，而体象兼脉几隐晦而不彰，至李濒湖出力为之辨，而终未尽辨也。今将《士材三书》"体象"兼"疾""脉诀"编辑歌括，又采《医通》大、小、清、浊四脉补入此例，名曰"增补"。所谓增其大小清浊之脉，补其体象兼疾之脉也。

浮脉阳也

体象

浮脉泛溢浮在皮，按之不足举有余，如水漂木循榆荚，微风吹鸟背毛衣。

浮音桴，泛也，溢也。又水上曰浮。

榆音于，白粉。

荚音劫，蓂荚①。

浮脉法天，有轻清在上之象，在卦为乾，在时为秋，在人为肺，又谓之毛。太过则中坚旁虚，如循鸡羽，病在外也；不及则气来毛

---

① 蓂荚：传说中的一种象征祥瑞的草。

微，病在中也。《脉诀》言：寻之如太过，乃浮兼洪紧之象，非浮脉也。

体状

浮脉惟从肉上行，如循榆荚似毛轻，三秋得令知无恙，久病逢之却可惊。

相类

浮如木在水中浮，浮大中空乃是芤，拍拍而浮是洪脉，来时虽盛去悠悠。

浮脉轻平似捻葱，虚来迟大豁然空，浮细而柔方为濡，散似杨花无定踪。

拍音珀，拊也，打也。

豁音壳，疏通也。

捻音聂，指捻。

踪音纵，平声。

浮而有力为洪，浮而迟大为虚，虚甚为散，浮而无力为芤[1]，浮而柔细为濡。

主病

浮脉为阳表病居，迟风数热紧寒拘，浮而有力多风热，无力而浮是血虚。

寸浮头痛眩生风，或有风痰聚在胸，关上土衰兼木旺，尺中溲便不流通。

溲音搜，便溺也。

---

[1] 芤：原作"乳"，据三府会本改。

浮脉主表，有力表实，无力表虚，浮迟中风，浮数风热，浮紧风寒，浮缓风湿，浮虚伤暑，浮芤失血，浮洪虚热，浮散劳极。

兼脉

有力表实无力虚，浮迟中风紧寒拘，数属风热缓风湿，虚为伤暑洪热居。

沉脉阴也

体象

沉脉没溺筋骨行，指必重按至骨筋，按之有余举不足，如石投水极底沉。

沉持林切，朕平声，没也，溺也。又水下曰沉。

沉脉法地，有渊源在下之象，在卦为坎，在时为冬，在人为肾，又谓之石，亦曰营。太过则如弹石，按之益坚，病在内也。不及则气来虚微，去如数者，病在内也。《脉诀》言"缓"。

《脉①诀》言"度三关，状如烂绵"者，非也。沉有缓数及各部之沉，烂绵乃弱，则非沉脉也。

体状

水行润下脉来沉，筋骨之间软滑匀，女子寸分男子尺，四时如此号为平。

软音软，罢弱也。

---

① 脉：原作"孙"，据三府会本改。

相类

沉帮筋骨自调匀，伏则推筋着骨寻，沉细如绵真弱脉，弦长实大是牢形。

帮_{博旁切，音邦。}

沉行筋间，伏行骨上，牢大有力，弱细无力。

主病

沉潜水畜阴经病，数热迟寒滑有痰，无力而沉虚与气，沉而有力积并寒。

寸沉痰郁水停胸，关主中寒痛不通，尺部浊遗并泄痢，肾虚腰及下元痌。

潜_{昨盐切，渐平声，涉水也。又水伏流也，藏也。}

畜_{音旭，蓄畜。}

痌_{音通，痛也。}

沉脉主里，有力里实，无力里虚，沉则有气，又主水畜，沉迟痼冷，沉数内热，沉滑痰饮，沉涩气郁，沉弱寒热，沉缓寒湿，沉紧冷痛，沉牢冷积。

兼脉

有力里实无力虚，沉迟痼冷数热居，滑乃痰饮涩血结，弱是虚衰缓寒湿。

迟脉_{阴也}

体象

迟脉徐行若不及，往来迟慢且无力，一息三至甚分明，阴胜阳衰不得一。

迟音池，徐行也，久也，缓也。

迟为阳不胜阴，故脉来迟缓。《脉诀》言：重手乃得，是有沉无浮。一息三至，甚为易见。而又曰隐隐，曰状且难，是涩脉矣，其谬可知。

体状

迟来一息至惟三，阳不胜阴气血寒，但把浮沉分表里，消阴须益火之原。

相类

脉来三至号为迟，小快于迟作缓持，迟细而难知是涩，浮而迟大以虚推。

快音快。

三至为迟，有力为缓，无力为涩，有止为结，迟甚为败，浮大而软为虚。黎氏曰：迟小而实，缓大而慢；迟为阴胜阳衰，缓为卫盛营弱，宜别之。

主病

迟司脏病或多痰，沉痼癥瘕仔细看，有力而迟为冷痛，迟而无力定虚寒。

寸迟必是上焦寒，关主中寒痛不堪，尺是肾虚腰脚重，溲便不禁痛牵丸①。

痼音故，久固之疾。

癥音征，腹内癥结病。

---

① 痛牵丸：《濒湖脉学》作"疝牵丸"。

瘕音嘉，腹中积瘕病。

痛音通，去声，疼也，伤也。

迟脉主脏，有力冷痛，无力虚寒。浮迟表寒，沉迟里寒。

兼脉

有力积冷无虚寒，浮迟表冷沉里间，涩主血少缓寒湿，滑因胀满微难安。

数脉阳也

体象

数脉密速夫过多，一息六至不平和，往来越度故如此，阴不胜阳数脉歌。

数音朔，烦也，密也，速也，趋也。

数为阴不胜阳，故脉来太过。浮沉迟数，脉之纲领，《素问》《脉经》皆为正脉。《脉诀》立七表、八里，而遗数脉，止歌于心脏，妄甚矣。

体状

数脉息间常六至，阴微阳胜必狂烦，浮沉表里分虚实，惟有儿童作吉看。

相类

数比平人多一至，紧来如数似弹绳，数而时止名为促，数见关中动脉形。

数而弦急为紧，流利为滑，数而时止为促，数甚为极，数见关中为动。

主病

数脉为阳热可知，只将君相火来医，实宜凉泻虚温补，肺病秋深却畏之。

寸数咽喉口舌疮，吐红咳嗽肺疡尝，当关胃火并肝火，尺属滋阴降火汤。

疮音窗，痍也，伤也。

疡音羊，疮痍。

数脉主肺，有力实火，无力虚火，沉数里热，气口数实肺痈。

兼脉

有力实火无力虚，浮数表热沉里居，阳是君火阴相火，右属火亢左附之。

滑脉 阳中阴也

体象

滑脉利迖往来旋，流利辗转替替然，荷露之义罔涩滞，盘珠之形拟却前。

滑音法，流利也，迖也。

迖音獭。

滑为阴气有余，故脉来流利如水。脉者，血之府也。血盛则脉滑，故肾脉宜之；气盛则脉涩，故肺脉宜之。

《脉诀》言按之即伏，三关如珠，不进不退，是不分浮滑、沉滑、尺寸之滑也。今正之。

体状 并相类

滑脉如珠替替然，往来流利却还前，莫将滑数为同类，数脉惟看至数间 滑则如珠，数则六至。

替音梯，去声。

主病

滑脉为阳元气衰，痰主百病食生灾，上为呕吐下畜血，女脉调时定有胎。

寸滑痛痰生呕吐，吞酸舌强或咳嗽，当关宿食肝脾热，泻痢痿淋看尺部。

痢音利，泻也。

痿音委，阴病。

滑脉主痰，浮滑风痰，滑数食火，滑短宿食。

《脉诀》言"关滑胃寒，尺滑脐似水"，与《脉经》言"关滑胃热，尺滑畜血，妇人经病"之旨相反，其谬如此。

兼脉

浮滑风痰沉食得，滑数痰火短气塞，中风瘫缓散兼浮，至若中和娠孕决。

涩脉 阴也

体象

涩脉不滑蹇滞涩，如刀刮竹爽快没，迟细而短三象兼，如雨沾沙蚕食叶。

涩音色，不滑也，涩也。

涩为阳气有余，气盛则血少，故脉来蹇滞，而肺脉宜之。《脉诀》言"指下寻之似有，举之全无"，与《脉经》所言绝不相干。

体状

细迟短涩往来难，散止依稀应指间，如雨沾沙容易散，病蚕食叶慢而艰。

相类

参伍不调名曰涩，轻切刮竹短而难，微似秒芒微软甚，浮沉不别有无间。

刮音滑切，关入声。刮，又摩也。

秒音渺，禾芒也。秒之言妙也，微妙也。

细迟短散，或时一止，曰涩；极细而软，重按若绝，曰微；浮而柔细，曰濡；沉而柔细，曰弱。

主病

涩缘血少或伤精，反胃亡阳汗雨淋，寒湿入营为血痹，女人非孕即无经。

寸涩心虚痛对胸，胃虚肋胀察关中，尺为精血俱伤候，肠结溲淋或下红。

涩主血少精伤之病，女人有孕为胎病，无孕为败血。杜光庭①云：涩脉独见尺中，形同伐②者，为死脉。

兼脉

涩而坚大实热看，涩若虚软虚火炎，寸内沉涩主血

---

① 杜光庭：字圣宾，号东瀛子。唐末五代道士，道教学者。一生著作颇多，有《道德真经广圣义》《道门科范大全集》《广成集》《洞天福地岳渎名山记》《青城山记》《武夷山记》《西湖古迹事实》等。

② 伐：《濒湖脉学》作"代"。

少，尺中亦然欲嗣艰。

虚脉阴也

体象

虚脉若罄虚形同，按之无力豁然空，浮大迟软四形合，及乎寻按转无踪。

虚音吁，空也，罄也。

崔紫虚①云：形大力薄，其虚可知。《脉②诀》言：寻之不足，举之有余，止言浮脉，不见虚状。杨仁斋言：状似柳絮，散慢而迟。滑氏言：散大而软皆是散脉，非虚也。

体状并相类

举之迟大按之松，脉状无涯类谷空，莫把芤虚为一例，芤来浮大似慈葱。

松音嵩，发松、发乱貌。

涯音牙，水际。

虚脉浮大而迟，按之无力。芤脉浮大，按之中空。虚为血虚，芤为脱血。浮散，脉见浮脉。

主病

脉虚身热为伤暑，自汗怔忡惊悸多，发热阴虚须早治，养荣益气莫蹉跎。

血不荣心寸口虚，关中腹胀食难舒，骨蒸痿痹伤精

---

① 崔紫虚：南宋道士、医家。原名崔嘉彦，字希范，号紫虚道人。著《紫虚脉诀》，又称《崔氏脉诀》。

② 脉：原作"兼"，据《濒湖脉学》改。

血，却在神门两部居。

《经》曰：血虚脉虚。曰：气来虚微为不及病在内。曰：久病脉虚者死。

实脉阳也

体象

实脉充满长大坚，应指幅幅三候然，微特长大且有力，诸阳之象毕备焉。

实音日，充也，盈也，虚之对也。

幅音壁。

幅幅，坚实貌。

《脉诀》言：如绳应指来，乃紧脉也，非实脉也。

体状

浮沉皆得大而长，应指无虚幅幅强，热蕴二焦成壮火，通肠发汗始安康。

相类

实脉浮沉有力强，紧如弹索转无常，须知牢脉帮筋骨，实大微弦更带长。

浮沉有力为实，弦急弹指为紧，沉而实大，微弦而长为牢。

主病

实脉为阳火郁成，发狂谵语吐频频，或为阳毒或伤食，大便不通或气疼。

寸实应知面热风，咽痛舌强气填胸，当关脾热中宫满，尺实腰肠痛不通。

填_{音田}，塞也，满也，加也。

《经》曰：血实脉实。曰：脉实者水谷为病。曰：气来实强是谓太过。《脉诀》言尺实小便不禁，与《脉经》尺实小腹痛、小便难之说何反。洁古不知其谬，诀①为虚寒，药用姜附，愈误矣。

兼脉

实而且紧寒积留，若夫至滑痰凝取，万一惟缘迫邪火，象故坚满不和柔。

长脉_{阳也}

体象

长脉远常部位宽，迢迢大小首尾端，过乎本位因兹号，直上直下循长竿。

长_{音场}，短之对也。又大也，远也，永也，常也，修也。

长脉有三，在时为春，在人为肝，在症为有余之病。又曰：心脉长神强气状，肾脉长蒂固根深。《经》曰长则气治，皆言平脉也。

体状_{并相类}

过于本位脉名长，弦则非然但满张，弦脉与长竿较远，良工尺度自能量。

实、牢、弦、紧皆兼长脉。

主病

长脉迢迢大小匀，反常为病似牵绳，若非阳毒颠痫

---

① 诀：通"决"。《史记·外戚世家》："姊去我西时，与我诀于传舍中。"

病，即是阳明热势深。

短脉 _{阴也}

体象

短脉至促涩小形，首尾俱俯弗克升，应指而回部不满，中间突起两头沉。

短_{音端}，上声，促也，不长也。

滑伯仁云：短脉两头无，中间有，不及本位，乃气不足也。戴同父②云：短脉只见尺寸，若关中见短，上不通寸，下不通尺，是阴阳绝脉，必死矣。故关不诊短。黎居士云：长短未有定体，诸脉举按之，附过于本位者为长，不及本位者为短。长脉属肝宜于春，短脉属肺宜于秋，但诊肝肺，长短③自见。

体状_并相类

两头缩缩名为短，涩短迟迟细且难，短涩而浮秋见喜，三春为贼有邪干。

缩_{音蹙}，取也，剑也，退也，短也，不及也，又直也。

涩、微、动、结皆④兼短脉。

主病

短脉惟于尺寸寻，短而滑数酒伤神，浮为血涩沉为

---

① 一日：诸本同，疑误。

② 戴同父：元代医家。名启宗。尝任儒学教授，于医理钻研颇深，尤对脉学有较深造诣，曾撰有《脉诀刊误》，以纠俗传《脉诀》之误，流行颇广。

③ 短：原作"一"，据《濒湖脉学》改。

④ 皆：原作"音"，据《濒湖脉学》改。

痞，寸主头疼尺腹疼。

涩音色，不滑也。

痞音披，上声，不通也。

《经》曰：短则气病。短主不及之病。

洪脉阳也

体象

洪脉非常极大行，状如洪水泛汪洋，滔滔满指兼来盛，去衰来大并去长。

洪音红，大也，浲水也。

洪脉，在卦为离，在时为夏，在人为心。《素问》谓之大，亦曰钩。滑氏曰：来盛去衰，如钩之曲，上而复下，应血脉来去之象，万物数①布，下垂之状。詹炎举②言如环珠者，非。《脉诀》云季夏宜之，秋季、冬季发汗通肠，俱非洪脉所宜，盖谬也。

体状

脉来洪盛去还衰，满指滔滔应夏时，若在春秋冬月分，升阳散火莫狐疑。

滔音叨，漫也。又慢也。

相③类

洪脉来时拍拍然，去衰来盛似波澜，欲知实脉参差

---

① 数：《濒湖脉学》作"敷"。

② 詹炎举：明代医家，著《太素脉诀》，原书佚。李时珍《濒湖脉诀》曾引此书。

③ 相：原作"和"，据三府会本改。

处，举按弦长愊愊坚。

洪而有力为实，实而无力为洪。

主病

脉洪阳盛血应虚，相火炎炎热病居，胀满胃翻须早治，阴虚泄痢可踌躇。

寸洪心火上焦炎，肺脉洪时金不堪，肝火胃虚关内察，肾虚阴火尺中寻。

踌音俦。

躇音除。

踌躇犹豫也。

洪主阳虚阴虚之病，泄痢、失血、久嗽者忌之。《经》曰：形瘦脉大多气者，死。曰：脉大则病进。

微脉阴也

体象

微脉隐隐细软格，按之欲绝似非绝，体寻若有转若无，软极无力细难阅。

微音惟，细也，少也，衰也，渺也，隐也。

《素问》谓之小。又曰：气血微则脉微。

体状并相类

微脉轻微瞥瞥①乎，按人欲绝有如无，微为阳弱细阴

---

① 瞥瞥：形容闪烁不定，飘忽浮动。唐代沉佺期《入少密溪》诗："游鱼瞥瞥双钓童，伐木丁丁一樵叟。"

弱，细比微兮略较粗。

轻诊即见，重按如欲绝者，微也；往来如线而常有者，细也。仲景曰：脉瞥瞥如羹上肥者，阳气微；荣荣如蚕丝细者，阴气衰。长病得之死，卒病得之生。

主病

气血微兮脉亦微，恶寒发热汗淋漓，男为劳极诸虚候，女作崩中带下医。

寸微气促或心惊，关脉微时胀满形，尺部见之精血弱，恶寒消瘅痛呻吟。

疸音丹，小儿黄病。

微主久虚血弱之病，阳微恶寒，阴微发热。《脉诀》云：虚中日久为崩带，漏下多时骨髓枯。

紧脉 阳也

体象

紧脉急数有力强，往来紧急概劲刚，如切紧绳纽筭线，犹似绞索转无常。

紧音谨，急也。

筭音闭，轮筭。

紧乃热为寒束之脉，故急数如此，要有神气。《素问》谓之急。《脉诀》言：寒入尺来。崔氏言：如线，皆非紧状。或有浮紧为弦，沉紧为牢，亦近似耳。

体状

举如转索切如绳，脉象因之得紧名，总是寒邪来作寇，内为腹痛及身疼。

相类 见弦脉

主病

紧为诸痛主于寒，喘咳风痫吐冷痰，浮紧表寒须发越，沉紧温散自然安。

寸紧人迎气口分，当关心腹痛沉沉，尺中有紧为阴冷，定是奔豚与疝疼。

疝音训，阴病。

诸紧为寒为痛，人迎紧盛伤于寒，气口紧盛伤于食，尺紧痛居其腹。中恶浮紧，咳嗽沉紧，皆主死症。

兼脉

浮紧伤寒沉伤食，急而紧者为遁尸①，若数如斯鬼祟是，诸紧主寒及痛之。

缓脉阴也

体象

缓脉舒迟四至平，应指和缓来往匀，微风轻飐春杨柳，初春杨柳舞风形。

缓音桓，上声，舒迟也。

缓脉，在卦为坤，在时为四季，在人为脾。阳寸、阴尺上下同等，浮大而软，无有偏盛者，平脉也。若非其时，即为有病。缓而和

---

① 遁尸：原作"遁尺"，据三府会本改。病名。一种突然发作，以心腹胀满刺痛、喘急为主症的危重病证。

匀，不浮不沉，不疾不徐，不微不弱者，即为胃气。故杜光庭云：欲知死期何以取？古贤推定五般土，阳上须知不遇阴，阴上遇阴当细数。详《玉函经》。

体状

缓脉阿阿①四至通，柳梢袅袅②飐轻风，欲知脉里求神气，只在从容和缓中。

袅音鸟，软美也。

飐识刬切，詹上声，风吹浪动也。

相类 见迟脉

主病

缓脉营衰卫有余，或风或湿或脾虚，土为项强下痿痹，分别浮沉大小区。

寸缓风邪项背拘，关为风眩胃家虚，神门濡泄或风秘，或是蹒跚足力迂。

痹音秘，脚冷病。

蹒音盘。

跚音姗。

蹒跚跛行。

浮缓为风，沉缓为湿，缓大风虚，缓细湿脾，缓涩脾虚，缓弱气虚。《脉诀》言缓主脾热口臭、反胃、齿痛、梦鬼诸病，出自杜撰，

---

① 阿阿：垂长柔美貌。阿，通"婀"。《诗·小雅·隰桑》："隰桑有阿。"汉郑玄笺："隰中之桑，枝条阿阿然长美，其叶又茂盛，可以庇荫人。"
② 袅袅：摇曳貌；飘动貌。

与缓无干。

兼脉

浮缓伤风沉寒湿，缓大风虚细湿痹，涩因脾薄弱气虚，应主宽舒和缓实。

芤脉_{阳中阴也}

体象

芤脉中虚类慈葱，浮沉俱有中候空，按之中空兼外实，应指有边并无中。

芤音口，平声。又病脉，旁实中虚曰芤。

芤，慈①葱也。《素问》无芤名。刘三点②云：芤脉何以？绝类慈葱，指下成窟，有边无中。戴同父云：营行脉中，脉以血为形，芤脉中空，脱血之象也。《脉诀》云三部脉芤，长病得之生，卒病得之死。《脉诀》言两头有，中间无，是脉断截矣。又言主淋漓、气入小肠。与失血之候相反，真误事不小。

体状

芤形浮大软慈葱，按之旁有中央空，火犯阳经血上溢，热侵阴络下流红。

相类

中空旁实乃为芤，浮大而迟虚脉呼，芤更带弦名曰革，芤为亡血革血虚。

---

① 慈：原作"葱"，据《濒湖脉学》改。
② 刘三点：即元代医学家刘岳，字公泰，号东崖。因其指抚按三下，即洞知受病之源，时号为"刘三点"。

主病

寸芤积血在于胸，关内逢芤肠胃痈，尺部见必多下血，赤淋红痢漏崩中。

弦脉<small>阳中阴也</small>

体象

弦脉一如按琴弦，轻虚而滑寓其间，端直以长张弓似，指下相应必挺然。

弦音贤，八音之丝，又张弓瑟弦。

弦脉，在卦为震，在时为春，在人为肝。轻虚似滑者平，实滑如循长竿者病，劲急如新张弓弦者死。池氏曰：弦紧而数为太过，弦紧而细为不及①。戴同父曰：弦而软，其病轻；弦而硬，其病重。《脉诀》言时时带数，又言脉紧状绳，皆非弦象，今削之。

体状

弦脉迢迢端直长，肝经木旺土应伤，怒气满胸常欲叫，翳蒙童②子泪淋浪。

翳音医，蔽也，障也，华盖也。

蒙音蒙，有眸无珠。

相类

弦来端直似丝弦，紧则如绳左右弹，紧言其力弦言象，牢脉弦长沉伏间。

---

① 及：原作"反"，据《濒湖脉学》改。
② 童：同"瞳"。

主病

弦应东方肝胆经，饮痰寒热疟缠身，浮沉迟数须分别，大小单双有重轻。

寸弦头痛膈多痰，寒热癥瘕察左关，关右胃寒心腹痛，尺中阴疝脚拘挛。

弦为木盛之病，浮弦支饮外溢，沉弦悬饮内痛，疟脉自弦。弦数多热，弦迟多寒，弦大主虚，弦细拘急。阳弦头痛，阴弦腹痛。单弦饮癖，双弦寒痼。若不食者，为木来克土，必难治。

兼脉

浮弦支饮沉饮悬，数因多热迟多寒，大必主虚细拘急，头痛阳弦腹阴弦。

革脉阴也

体象

革脉当知弦急依，浮取则得按空虚，浑如鼓革细急类，诊之一似接鼓皮。

革音隔，皮熟曰革，生曰革。又夫子病革矣，言急也，变也。

仲景曰：弦则为寒，芤则为虚，虚寒相搏，此名曰革。男子亡血失精，妇人半产漏下。《脉经》曰：三部脉革，长病得之死，卒病得之生。时珍曰：此即芤弦二脉相合也，故均主失血之候。诸家脉书皆以为牢脉，故或有革无牢、有牢无革，混淆不辨，不知革浮牢沉，革虚牢实，形证皆异也。又按《甲乙经》曰：浑浑革革至如涌泉①，病进而危；弊弊绰绰②，其去如弦绝者死。谓脉来浑浊革变，急如涌泉，出而不反也。王贶③以为溢脉，与此不同。

体状并主病

革脉形如按鼓皮，芤弦相合脉寒虚，女人半产并崩漏，男子营虚或梦遗。

相类 见芤脉

牢脉 阴中阳也

体象

牢脉坚固在沉分，大而弦实俱相并，浮中一候难取兮，似沉似伏须分定。

牢音劳，狴犴④也，所以拘罪人，又闭也，圈也，所以系牲牷。

扁鹊曰：牢而长者，肝⑤也。仲景曰：寒则牢坚，有牢固之象。

沈氏曰：似沉似伏，牢之位也，实大弦长，牢之体也。《脉诀》不言形状，但云寻之则无，按之则有。又云脉入皮肤辨息难，又以牢为死脉，皆孟浪谬误。

---

① 浑浑革革至如涌泉：形容脉来奔腾急迫，有如泉水上涌。王冰注："浑浑，言脉气浊乱也。"

② 弊弊绰绰：形容脉来隐约，断断续续。"绰绰"原作"绵绵"，据《针灸甲乙经·经脉第一》改。

③ 王贶：宋代医家。长于针刺治疗奇疾，尝治一患者因惊而吐舌不能缩回，名噪一时。

④ 狴犴（bì'àn 闭暗）：传说中的兽名。古代牢狱门上绘其形状，故又用为牢狱的代称。

⑤ 肝：原作"用"，据三府会本改。

体状并相类

弦长实大似牢坚，牢脉常居沉伏间，革脉芤弦自浮起，革虚牢实要详看。

主病

寒则牢坚里有余，腹心寒痛木乘脾，疝癞癥瘕何愁也，失血阴虚却忌之。

牢主寒实之病，木实则为痛。扁鹊曰：软为虚，牢为实。失血者，脉宜沉细，反浮大而牢者死，虚病见实脉也。《脉诀》言：骨间疼痛，气居于表。池①氏以为肾病传于脾，皆谬妄不经。

濡脉阴也

体象

濡脉濡滞细软柔，比之如帛水面浮，举指乃见按无有，何殊竿下弄池沤。

濡音如，沾濡。又滞也，《孟子》：是何濡滞也。

沤水泡也。

如帛浮水中，重手按之，随手而没之象。《脉诀》言按之似有举还无，是微脉，非濡也。

体状

濡形浮细按须轻，水面浮绵力不禁，病后产中犹有药，平人若见似无根。

---

① 池：原作"也"，据《濒湖脉学》改。

相类

浮而柔细知为濡，沉细而柔作弱持，微则浮微如欲绝，细来沉细近于微。

浮细如绵曰濡，沉细如绵曰弱，浮而极细如绝曰微，沉而极细不断曰细。

主病

濡为亡血阴虚病，髓海丹田暗已亏，汗雨夜来蒸入骨，血山崩倒湿侵脾。

寸濡阳微自汗多，关中其奈气虚何，尺伤精血虚寒甚，温补真阴可起疴。

髓骨中脂。

濡主血虚之病，又主伤湿。

弱脉阴也

体象

弱脉虚弱细小论，其脉多见于沉分，按之乃得举之无，若非沉分弗相应。

弱乃濡之沉者。《脉诀》言轻手乃得，黎氏云譬如浮沤，皆是濡脉，非弱脉也。《素问》曰：脉弱以滑，是有胃气；脉弱以涩，是谓久病。病后老弱见之顺，平人少年见之逆。

体状

弱来无力按之柔，柔细而沉不见浮，阳陷入阴精血弱，白头犹可少年愁。

主病

弱①脉阴虚阳气衰，恶寒发热骨筋痿，多惊多汗以神减，益气调营急早医。寸弱阳虚病可知，关为胃弱与脾哀，欲求阳陷阴虚病，须把神门两部推。

痿音威，上声，痹湿病也。

弱主气虚之病。仲景曰：阳陷入阴，故恶寒发热。又云②弱主筋，沉主骨，阳浮阴弱，血虚筋急。柳氏曰：气虚则脉弱，寸弱阳虚，尺弱阴虚，关弱胃虚。

散脉阴也

体象

散脉疏虽大而散，有表无里觉浮乱，按则绝矣中候空，象均杨花之散乱。

散音萨，上声，疏虽而不聚也，又不自捡求为散人。

戴同父云：心脉浮大而散，肺脉短涩而散，平脉也。心脉软散，怔忡；肺脉软散，汗出；肝脉软散，溢饮；脾脉软散，胻肿。病脉也。肾脉软散，诸病脉代散，死脉也。《难经》曰：散脉独见则危。柳氏曰：散为气血俱虚，根本脱离之脉，产妇得之生，孕妇得之死③。

体状

散似杨花散漫飞，去来无定至难齐，产为生死胎为堕，久病逢之不必医。

---

① 弱：原作"独"，据三府会本改。
② 云：原作"一"，据《濒湖脉学》改。
③ 死：《濒湖脉学》作"堕"。

相类

散脉无拘散漫然，濡来浮细水中绵，浮而迟大为虚脉，芤则中空有两边。

主病

左寸怔忡右寸汗，溢饮左关应软散，右关软散胕胕肿，散居两尺魂应断。

胕_{音枕，胫腨。}

胕_{音附，脯胕，心脊。}

细脉 阴也

体象

细脉微小直软柔，较显于微常有由，累累萦萦状如线，显而易见略可求。

细音西，去声，小也，微也。

《素问》谓之小①。王启玄②言如莠蓬，状其柔细也。《脉诀》言：往来③极微，是微反大于细矣，与经相背。

体状

细来累累细如丝，应指沉沉无绝期，春夏少年俱不利，秋冬老弱却相宜。

相类 见微濡④脉

---

① 小：原脱，据《濒湖脉学》补。
② 玄：原脱，据《濒湖脉学》补。王启玄，唐代著名医家。
③ 往来：原作"住之"，据《脉诀》改。
④ 微濡：原作"故"，据《濒湖脉学》改。

主病

细脉萦萦血气衰，诸虚劳损七情乖，若非湿气侵腰肾，即是伤精汗泄来。

寸细应知呕吐频，入关腹胀胃虚形，尺逢定是丹田冷，泄痢遗精号脱阴。

泄_{音屑，漏泄。}

《脉经》曰：细为血少气衰，有此证则顺，否则逆。故吐衄得沉细者生。忧劳过度者，脉亦细。

伏脉_{阴也}

体象

伏脉潜藏为隐伏，更下于沉隐深入，推着筋骨如得形，浮中二候影响母。

伏_{音服，全也，偃也，匿也，潜也，同也。}

《脉诀》言：寻之似有，定息全无。殊为舛①谬。

体状

伏脉推筋着骨寻，指间才动隐然深，伤寒厥汗阳将解，厥逆脐痛证属阴。

相类_{见沉脉}

主病

伏为霍乱吐频频，腹痛多缘宿食停，畜饮老痰成积

---

① 舛：原作"好"，据三府会本改。

聚，散寒温里莫因循。

食郁胸中双寸伏，欲吐不吐当兀兀，当开腹痛困沉沉，关后痔①疼还破腹。

频音平，数也，连也，比也。

兀音机。

伤寒，一手脉伏曰单伏，两手脉伏曰双伏，不可以阳证见阴脉为诊。乃火邪内郁，不得发越，阳极似阴，故脉伏，必有大汗而解。正如久旱将雨，六合阴晦，雨后万物皆苏之义。又有夹阴伤寒，先有伏阴在内，外复感寒，阴盛阳虚，四肢厥逆，六脉沉伏，须投姜附及灸关元，脉乃复出也。若太溪、冲阳皆无脉者，必死。

《脉诀》言徐徐发汗，洁古以附子细辛麻黄汤主之，皆非也。刘元宾曰：伏脉不可发汗。

动脉阳也

体象

动脉之象如何画，动无头尾豆形大，厥厥动摇滑数兼，中间突起两头下。

动音洞，去声，静之对也，躁也，出也，作也，摇也，振也。

仲景曰：阴阳相搏名曰动，阳动则汗出，阴动则发热，形冷恶寒，此三焦阳也。成无己曰：阴阳相搏，则虚者动，故阳虚则阳动，阴虚则阴动。庞安常曰：关前三分为阳，关后三分为阴，关位半阴半阳，故动随虚见。《脉诀》言：寻之似有，举之还无，不离其处，不

---

① 痔：《濒湖脉学》作"疝"。

往不来，三关沉沉。含糊谬妄，殊非动①脉。詹氏言其形鼓动如钩、如毛者，尤谬。

体状

动脉摇摇数在关，无头无尾豆形圆，其原本是阴阳搏，虚者摇兮胜者安。

搏音薄，手击也。

相类

主病

动脉专司痛与惊，汗因阳动热因阴，或为泄痢拘挛病，男子亡精女子崩。

拘音居，止也。

挛音恋，手足曲也。

仲景曰：动则为痛为惊。《素问》曰：阴虚阳搏，谓之崩。又曰：妇人手少阴脉动甚②者，妊子也。

促脉阳也

体象

促脉密速急促是，数时一止复来至，徐疾不常趋蹶之，进必无生法难治。

促音蔟，近也，密也，短也，蹙也，迫也，速也，催也。

《脉经》但言数而止为促，《脉诀》乃云并居寸口，不言时止

---

① 动：原脱，据《濒湖脉学》补。

② 甚：原作"其"，据三府会本改。

者，谬矣。数止为促，缓止为结，何独寸口哉！

体状

促脉数而时一止，此为阳极欲亡阴，三焦郁火炎炎盛，进必无生退可生。

相类 见代脉

主病

促脉惟将火病医，其因有五细推之，时时喘咳皆痰积，或发狂斑与毒疽。

促①主阳盛之病，促结之因，皆有气、血、痰、饮、食五者之别，一有留滞，则脉必见止也。

结脉 阴也

体象

结脉迟滞为结凝，缓时一止至复临，引收聚散无常度，徐行而怠颇得形。

结音洁，缔也。

《脉诀》言或来或去，聚而却还，与结无关。仲景言累累如循长竿曰阴结，蔼蔼如车盖曰阳结。《脉经》又有如麻子动摇，旋引旋收，聚散不常者曰结，主死。此三脉名同实异也。

体状

结脉缓而时一止，独阴偏盛欲亡阳，浮为气滞沉为积，汗下分明在主张。

---

① 促：原作"从"，据三府会本改。

医学五则 ——— 一四二

相类 见代脉

主病

结脉皆因气血凝，老痰结滞苦沉吟，内为积聚外痈肿，疝瘕为殃病属阴。

结主阴盛之病。越人曰：结甚则积甚，结微则积微，浮结外有痛积，伏结内有积聚。

代脉 阴也

体象

代脉相替为代禅，止无常数不能还，良久方来又复动，以是之故作代看。

代 音迫，世也，更也，替也。

脉一息五至，心、肝、脾、肺、肾五脏之气，皆足五十动而一息，合大衍之数，谓之平脉。反此则止乃见焉，肾气不能至，则四十动一止；肝气不能至，则三十动一止。盖一脏之气衰，而他①脏之气代至也。《经》曰：代则气衰。滑伯仁曰：若无病，羸瘦脉代者，危脉也。有病而气血作损，气不能续者，只为病脉。伤寒心悸，脉代者，复脉汤主之。妊娠代者，其胎百日。代之生死，不可不辨。

体状

动而中止不能还，复动因而作代看，病者得之犹可疗，平人却与寿相关。

---

① 他：原作"也"，据三府会本改。

相类

数而时止名为促，缓止须将结脉呼，止不能回方是代，结生代死自殊涂①。

促、结之止有常数，必依数缓而止，一止即来。代脉之止无常数，或三五动而止，良久方来。

主病

代脉原因脏气衰，腹痛泄痢下元亏，或为吐泻中宫病，女子怀胎三月兮。

《脉经》曰：代散者死，主泻及便脓血。天都张澹初曰：促、结、代三脉，人多难辨，今剖明于后，庶使学者临期有术，不致茫然矣。夫迟缓之脉，而时一止者为结，滑数之脉而时一止者为促，二脉之止有规，代则数至一止，或数十至一止，或十几至一止，或三十几至二止，或二五至一止，参前落后，原无二定之止是也。

故歌曰

五十不止身无病，数内有止皆知定。四十一止一脏绝，四年之后多亡命。

三十一止即三年，二十一止二年应。十动一止一年殂，更观气色兼形证。

两动一止三四日，三四动止应六七。五六一止七八朝，次第推之自无失。

戴同父曰脉必满五十动，出自《难经》，而《脉诀》五脏歌皆

---

① 涂：同"途"。

以四十五动为准，有乖①于经旨。柳东杨②曰：古以动数候脉，是吃紧语。须候五十动，乃知五脏缺失。今人指到腕臂，即云见了。夫五十动，岂弹指间事耶？故学者当诊脉、问证、听声、观色，斯备四诊而无失。

疾脉阳也

体象
疾脉甚数为疾急，其脉往来数至极，七至八至较数多，脉流薄疾定于一。

主病
疾为阳极欲竭阴，孕妇逢之号离经，渐进于疾虚魂绝，旦夕陨灭将归冥。

大脉阳也

体象
大脉极大倍寻常，分定虚实与阴阳，迥异但长洪而数，应指满溢始相当。

主病
大脉属阳主有余，实热癫狂邪火居，消渴舌干兼口燥，二便不利取诸离。

---

① 乖：原作"乘"，据《濒湖脉学》改。
② 柳东杨：明代医家，精于脉学，李时珍《濒湖脉学》曾引其说。

小脉_{阴也}

体象

小脉无他小小焉，微细与短不相关，二部指下彰明著，犹殊弱软却不前。

主病

小脉正气常不足，又主气血两般弱，惊悸善忘并神昏，腰膝软痛下元涸。

涸音鹤，竭也。

清脉_{阴也}

体象

清脉清虚清而轻，往来流利且有神，浑超一切依稀品，如面秋水玉壶冰。

主病

清脉气血甚平和，定主聪慧慈仁多，又有刚决合权变，安闲一世快若何。

浊脉_{阳也}

体象

浊脉重浊背夫清，洪盛只为禀赋分，腾涌满指难概表，沧浪灌足尔堪吟。

主病

浊脉多因气血凝，痰涎胶固实非清，大率力役劳勩
命，垂老一世不安宁。

勩音曳，劳也，苦也。

诊脉赋

欲测病兮死生，须详脉兮有灵，左[①]辨心肝之理，右
察脾肺之情，此为寸关所主，肾即两尺分并，三部五脏易
识，七诊九候难明。七诊者，一静其心存其神也，二忘外意无思
虑，三均呼吸定其气，四轻指于皮肤之间探其腑脏，五稍重指于肌肉
之间取其胃气，六再重指于骨上取其脏脉也，七详察脉之往来息数
也。九候者，三部之中各有浮中沉三候，三而三之为之九候也。浮以
候表，头面皮毛汗膜之属也；沉以候里，脏腑二便骨髓之属也；中者
无过不及[②]，非表非里，而无病之可议。中庸，所谓天下之正道也，
反之者病。昼夜循环，荣卫须有定数；男女长幼，大小各有
殊形。复有节气不同，须知春夏秋冬。建寅卯月兮木旺，
肝脉弦长以相从。当其巳午，心大而洪。脾属四季，迟缓
为宗。申酉是金为肺，微浮短涩宜逢。月临亥子，是乃肾
家之旺，得其沉细而滑，各为平脉之容。既平脉之不衰，
反见鬼兮命危。儿扶母兮瘥速，母抑子兮退迟。得妻不同
一治，生死仍须各推。假如春得肺脉为鬼，得心脉乃是肝

---

① 左：原作"右"，据三府会本改。
② 及：原作"又"，据文义改。

增补脉诀

一四七

儿，肾为其母，脾则为妻。春得脾而莫疗，冬得心而不治，夏得肺而难瘳，秋得肝亦何疑。此乃论四时体旺之理，明五行生克之义。举一隅而为例，则三隅而可知也。

诊脉入式歌

左心小肠肝胆肾，右肺大肠脾胃命，女人面北受气看，寸关尺部同断病，心与小肠居左寸，肝胆同归左关定，肾居尺脉合膀胱，用意调和审安靖，肺与大肠居右寸，脾胃脉从关里认，右尺命门并三焦，用心仔细须寻趁，若诊他脉覆手取，要自看时仰手认，三部须教指下明，九候了然心里印。

三部者，寸关尺也。寸为上部，关为中部，尺为下部。上部法天，候胸中以上至头之有疾者；中部法人，候膈以下至脐之有疾者；下部法地，候脐以下至足之有疾者。三部之中各得浮、中、沉三……浮于上为阳，以候表；沉于下为阴，以候里；不浮不沉，上下之间，谓之中，阴阳相半，以候胃气。诊脉之际，必教三部指下分明，九候了然印于心，何愁疾之不瘳也。

大肠共肺为传送，心与小肠为受盛，脾胃相通五谷消，膀胱肾合为津庆，三焦位居上下中，自在胸腹皆相应，肝胆同为津液腑，能通眼目为清净，智者能调五脏和，自然察认诸家病。掌后高骨号为关，骨下关脉形宛然，次第推排三部脉，配合天地人三元，关前为阳名寸口，关后为阴名尺泽，关前关后别阴阳，察脉根源应不忒。一息四至号平和，更加一至亦无痾，三迟二败冷危困，六数七极热生多，八脱九死十归墓，十一十二绝魂嗟，一息一至着床害，两息一至死非怪。迟冷数热古今传，《难经》越度分明载，热积生风冷生气，用心指下叮咛记，春弦夏洪秋似毛，冬石依经分节气，阿阿缓若春杨柳，此是脾家居四季，在意专心察细微，灵机晓解通玄记。浮芤滑实弦紧洪，名为七表属阳宫，微沉缓涩迟并伏，濡弱为阴八里同，长短虚细促动结，代革同归九道中，更有数牢散三脉，二十七脉名须穷。血荣气卫定息数，一万三千五百通，昼夜八百一十丈，呼吸定息六寸行，十二经络周流遍，一十六丈二尺零。浮风芤血滑多痰，实热弦劳紧痛间，洪热微寒脐下积，沉因气痛缓皮顽，涩则伤精阴血败，又闻迟冷伏格关，濡多自汗偏宜老，弱脉精虚骨体酸，长则气理短则病，细为气乏代衰然，促为热极结为积，虚惊动脱血频来，数则心烦大病进，革为精漏血虚寒，牢坚里急心腹痛，散似杨花气不全。按平①弦而若紧，欲识涩而似微。浮芤其状相反，沉伏殊途同归。洪与实而形同仿佛，濡与弱而性带依稀。滑动体殊不一，革牢按之似疑。缓比迟之小快，结促指下疾迟。虚散薄而无力，代则歇中止。

又诸脉相类歌曰：浮似芤，芤则中断，浮不断；浮似洪，力薄为浮，厚者洪；浮似虚，轻手为浮，无力虚；滑似动，滑殊明明，动混混；滑似数，滑利往来，数至多；实似革，革按不移，实大长；弦

---

① 平：《脉诀乳海·诊脉动入式歌》作"乎"。

似紧，弦言有力，紧言象；洪似大，大汝无力，洪有力；微似涩，涩
短迟细，微如毛；沉似伏，伏极其沉，深复深；缓似迟，缓均迟之，
乃小快；迟似涩，迟息三至，涩短难；弱似濡，力柔薄弱，如无结；
促代结，缓促数止，有定代，歇无常，命鲜回；散似大，散形缓慢，
里全无，大则其中还翕翕。

先辨此情，后论其理。更复通于药性，然后可以医。
既已明其诸脉，须知疾之所有。寸脉急而头痛，弦为心下
之咎。紧是沮痛之微，缓即皮顽之候。微微冷入胸中，数
数热居胃口。滑主痰多，涩而血少。胸连肋满，只为洪滑
而莫差；顷引背痛，多缘沉紧而不谬。更过关中，浮缓不
餐，紧牢痛满，喘急难痊，弱以数兮①，胃之虚热；弦以
滑兮，胃之食痰。微涩心下胀满，沉兮膈上吞酸。弱即宜
为虚视，沉实须作看。下肿缘濡，女萎散疗之在急，水症
因伏，牵牛汤泻则令安。尔乃尺中脉滑，定知女经不调。
男子遇此之候，必主小腹难消。脉谷兮不化，微即腹痛无
憀，数缘内热便壅，迟是寒于下焦。胃冷呕逆涩候，腹胀
阴疝弦牢，紧则痛居其腹，沉乃疾在其腰，濡数浮芤皆主
小便赤涩。细详如此之候，何处能逃。若问②女子何因尺
中不绝，胎脉方真，太阴洪而女孕，太阳大而男娠，若遇
俱洪而当双产。此法推之，其验若神。月数断之，各依其
部，假令中冲若动，此乃将及九旬。患者欲知生死，须详

---

① 兮：此上原衍一"数"字，据《脉诀乳海·诊脉动入式歌》删。
② 问：原作"门"，据《脉诀乳海·诊脉动入式歌》改。

脉之动止。弹石劈劈而又急，解索散散而无聚，雀啄频来而又住，屋漏将绝而复起。虾游冉冉①，而进退难寻，鱼翔澄澄②，而迟疑掉尾。釜沸之脉涌如羹，一占此脉旦夕死。嗟乎！遇此之候，定不能起。纵有丸丹，天命而已。复有困③重沉沉，声音劣劣，寸关虽无，尺犹不绝，往来息均，踝中不歇，如此之流，何忧殒灭。经文具载：树无叶而有根，人困如斯，垂死当更治。

---

① 冉冉：形容事物慢慢变化或移动。宋代邵伯温《闻见前录》卷十三："有大蛇冉冉而至，草木皆披靡。"

② 澄澄：清澈明洁貌。晋代阮修《上巳会诗》："澄澄绿水，瀺瀺其波。"此指清澈的水。

③ 困：原作"因"，据《脉诀乳海·诊脉动入式歌》改。

校注后记

一、《医学五则》版本考证

该书版本据刘时觉的《宋元明清医籍年表》记载，成书于道光二十四年（1844）。而现存于全国各地图书馆中最早的版本为浙江图书馆所收藏的咸丰三年（1853）的残本，该残本为《医学五则》中的《切总伤寒》，其书中记载为咸丰三年万盛堂出版。

《中国中医古籍总目》记载最早的版本为清同治九年（1870）文魁堂刻本，目前保存最完整的版本应该是中国医科大学图书馆的同治十年（1871）会元堂版本，该版本的书籍由于历史上的原因，曾经也在辽宁中医学院图书馆收藏过，后又回到中国医科大学图书馆。另外藏于长春中医药大学图书馆的光绪丙子年（1876）同德会刻本也是字迹清晰，保存完好。其中同德会刻本在《医门初步》的序言中写上了寿世主人识，在《药性简要三百首》的序言中写上了传真主人识，在《汤头歌括》的序言中添加了补过斋主人的字样，这是与其他版本的书籍不同的，想是同德会书局在刊印此书过程中，为了增加该书的知名度而延请当时当地的名人而作。

流传最广的版本当是兴发堂的版本，该版本在首卷《医门初步》中写明是光绪丁亥年（1887）新镌，而其他四卷却都是标明光绪三年（1877）。观其版本情况，整套书皆是字迹模糊不清，料想可能是该书局在光绪三年（1877）时即已经准备好了该书的刻印，但是由于种种原因未能梓行，待十年之后，机会成熟，然后在首卷上做了更改，而其他四卷未行更改即付刻印。由于年代相隔甚远，加之受当时印刷条件的限制，所以整套书的刻版都受到了腐蚀、变形等影响，以致整套书字迹皆不清晰。

崇兴会光绪六年（1880）的版本，五卷皆有校对无讹的字样，在梓行之前应该是经过校对的，而且整套书字迹工整清晰，所以我们采用了此版作为底本整理。

宏道堂1889年的版本以及1894年和1906年的残本，分别保留在北京、天津等地。民国时期的三府会刻本及务本堂藏本目前在全国多处图书馆也有藏书。

综合各种图书目录及对全国各地图书馆藏书进行的部分实地考查，统计出目前该书共有11种版本之多，全国共有藏书60套左右。

二、《医学五则》的学术价值

《医学五则》系清代医家廖云溪所撰，内容包括《医门初步》《药性简要三百首》《汤头歌括》《切总伤寒》和《增补脉诀》共五部分。此书常作为医学启蒙读物，在川北流行由来已久。其中《医门初步》是胡公淡《医方捷径珍珠囊》的摘要。《药性简要三百首》则是以汪昂的《本草备要》为蓝本，将其药性编成歌诀300首。《汤头歌括》

将补益、发表、攻里、和解、理气、祛风、利湿之剂等编成歌括，在其后附注解。《切总伤寒》一书博采历代伤寒著作之长，编成伤寒歌括。《增补脉诀》系在李时珍《频湖脉学》的基础上增加了《士材三书》和《医通》里的内容。

由于该书简约实用，便于初学者习诵，可作为中医学入门之书，所以自出世以来，为历代出版商所重视，该书为中医基础知识在清代末年的传播起到了积极的作用。

总 书 目

医　　经

内经博议

内经提要

内经精要

医经津渡

素灵微蕴

难经直解

内经评文灵枢

内经评文素问

内经素问校证

灵素节要浅注

素问灵枢类纂约注

清儒《内经》校记五种

勿听子俗解八十一难经

黄帝内经素问详注直讲全集

基础理论

运气商

运气易览

医学寻源

医学阶梯

医学辨正

病机纂要

脏腑性鉴

校注病机赋

内经运气病释

松菊堂医学溯源

脏腑证治图说人镜经

脏腑图说症治合璧

伤寒金匮

伤寒考

伤寒大白

伤寒分经

伤寒正宗

伤寒寻源

伤寒折衷

伤寒经注

伤寒指归

伤寒指掌

伤寒选录

伤寒绪论

伤寒源流

伤寒撮要

伤寒缵论

医宗承启

桑韩笔语

伤寒正医录

伤寒全生集

伤寒论证辨

伤寒论纲目

伤寒论直解

I

伤寒论类方　　　　　　脉义简摩

伤寒论特解　　　　　　脉诀汇辨

伤寒论集注（徐赤）　　脉学辑要

伤寒论集注（熊寿试）　脉经直指

伤寒微旨论　　　　　　脉理正义

伤寒溯源集　　　　　　脉理存真

订正医圣全集　　　　　脉理宗经

伤寒启蒙集稿　　　　　脉镜须知

伤寒尚论辨似　　　　　察病指南

伤寒兼证析义　　　　　崔真人脉诀

张卿子伤寒论　　　　　四诊脉鉴大全

金匮要略正义　　　　　删注脉诀规正

金匮要略直解　　　　　图注脉诀辨真

高注金匮要略　　　　　脉诀刊误集解

伤寒论大方图解　　　　重订诊家直诀

伤寒论辨证广注　　　　人元脉影归指图说

伤寒活人指掌图　　　　脉诀指掌病式图说

张仲景金匮要略　　　　脉学注释汇参证治

伤寒六书纂要辨疑

伤寒六经辨证治法　　　**针灸推拿**

伤寒类书活人总括　　　针灸节要

张仲景伤寒原文点精　　针灸全生

伤寒活人指掌补注辨疑　针灸逢源

　　　　诊　法　　　备急灸法

　　　　　　　　　　　神灸经纶

脉微　　　　　　　　　传悟灵济录

玉函经　　　　　　　　小儿推拿广意

外诊法　　　　　　　　小儿推拿秘诀

舌鉴辨正　　　　　　　太乙神针心法

医学辑要　　　　　　　杨敬斋针灸全书

本　草

药征

药鉴

药镜

本草汇

本草便

法古录

食品集

上医本草

山居本草

长沙药解

本经经释

本经疏证

本草分经

本草正义

本草汇笺

本草汇纂

本草发明

本草发挥

本草约言

本草求原

本草明览

本草详节

本草洞诠

本草真诠

本草通玄

本草集要

本草辑要

本草纂要

药性提要

药征续编

药性纂要

药品化义

药理近考

食物本草

食鉴本草

炮炙全书

分类草药性

本经序疏要

本经续疏

本草经解要

青囊药性赋

分部本草妙用

本草二十四品

本草经疏辑要

本草乘雅半偈

生草药性备要

芷园臆草题药

类经证治本草

神农本草经赞

神农本经会通

神农本经校注

药性分类主治

艺林汇考饮食篇

本草纲目易知录

汤液本草经雅正

新刊药性要略大全

淑景堂改订注释寒热温平药性赋

用药珍珠囊　珍珠囊补遗药性赋

方　书

医便

卫生编

袖珍方

仁术便览

古方汇精

圣济总录

众妙仙方

李氏医鉴

医方丛话

医方约说

医方便览

乾坤生意

悬袖便方

救急易方

程氏释方

集古良方

摄生总论

摄生秘剖

辨症良方

活人心法（朱权）

卫生家宝方

见心斋药录

寿世简便集

医方大成论

医方考绳愆

鸡峰普济方

饲鹤亭集方

临症经验方

思济堂方书

济世碎金方

揣摩有得集

亟斋急应奇方

乾坤生意秘韫

简易普济良方

内外验方秘传

名方类证医书大全

新编南北经验医方大成

临证综合

医级

医悟

丹台玉案

玉机辨症

古今医诗

本草权度

弄丸心法

医林绳墨

医学碎金

医学粹精

医宗备要

医宗宝镜

医宗撮精

医经小学

医垒元戎

证治要义

松厓医径

扁鹊心书

素仙简要

慎斋遗书

折肱漫录

济众新编

丹溪心法附余

方氏脉症正宗

世医通变要法

医林绳墨大全

医林纂要探源

普济内外全书

医方一盘珠全集

医林口谱六治秘书

识病捷法

温 病

伤暑论

温证指归

瘟疫发源

医寄伏阴论

温热论笺正

温热病指南集

寒瘟条辨摘要

内 科

医镜

内科摘录

证因通考

解围元数

燥气总论

医法征验录

医略十三篇

琅嬛青囊要

医林类证集要

林氏活人录汇编

罗太无口授三法

芷园素社痎疟论疏

女 科

广生编

仁寿镜

树蕙编

女科指掌

女科撮要

广嗣全诀

广嗣要语

广嗣须知

孕育玄机

妇科玉尺

妇科百辨

妇科良方

妇科备考

妇科宝案

妇科指归

求嗣指源

坤元是保

坤中之要

祈嗣真诠

种子心法

济阴近编

济阴宝筏

秘传女科

秘珍济阴　　　　　　　　外科真诠

黄氏女科　　　　　　　　枕藏外科

女科万金方　　　　　　　外科明隐集

彤园妇人科　　　　　　　外科集验方

女科百效全书　　　　　　外证医案汇编

叶氏女科证治　　　　　　外科百效全书

妇科秘兰全书　　　　　　外科活人定本

宋氏女科撮要　　　　　　外科秘授著要

茅氏女科秘方　　　　　　疮疡经验全书

节斋公胎产医案　　　　　外科心法真验指掌

秘传内府经验女科　　　　片石居疡科治法辑要

儿　科　　　　　　　　伤　科

婴儿论　　　　　　　　　正骨范

幼科折衷　　　　　　　　接骨全书

幼科指归　　　　　　　　跌打大全

全幼心鉴　　　　　　　　全身骨图考正

保婴全方　　　　　　　　伤科方书六种

保婴撮要

活幼口议　　　　　　　## 眼　科

活幼心书　　　　　　　　目经大成

小儿病源方论　　　　　　目科捷径

幼科医学指南　　　　　　眼科启明

痘疹活幼心法　　　　　　眼科要旨

新刻幼科百效全书　　　　眼科阐微

补要袖珍小儿方论　　　　眼科集成

儿科推拿摘要辨症指南　　眼科纂要

外　科　　　　　　　　银海指南

　　　　　　　　　　　　明目神验方

大河外科　　　　　　　　银海精微补

医理折衷目科　　　　　　北行日记

证治准绳眼科　　　　　　李翁医记

鸿飞集论眼科　　　　　　两都医案

眼科开光易简秘本　　　　医案梦记

眼科正宗原机启微　　　　医源经旨

咽喉口齿

　　　　　　　　　　　　沈氏医案

咽喉论　　　　　　　　　易氏医按

咽喉秘集　　　　　　　　高氏医案

喉科心法　　　　　　　　温氏医案

喉科杓指　　　　　　　　鲁峰医案

喉科枕秘　　　　　　　　赖氏脉案

喉科秘钥　　　　　　　　瞻山医案

咽喉经验秘传　　　　　　旧德堂医案

养　生

　　　　　　　　　　　　医论三十篇

　　　　　　　　　　　　医学穷源集

易筋经　　　　　　　　　吴门治验录

山居四要　　　　　　　　沈芊绿医案

寿世新编　　　　　　　　诊余举隅录

厚生训纂　　　　　　　　得心集医案

修龄要指　　　　　　　　程原仲医案

香奁润色　　　　　　　　心太平轩医案

养生四要　　　　　　　　东皋草堂医案

养生类纂　　　　　　　　冰壑老人医案

神仙服饵　　　　　　　　芷园臆草存案

尊生要旨　　　　　　　　陆氏三世医验

黄庭内景五脏六腑补泻图　罗谦甫治验案

医案医话医论

　　　　　　　　　　　　临证医案笔记

纪恩录　　　　　　　　　丁授堂先生医案

胃气论　　　　　　　　　张梦庐先生医案

养性轩临证医案

养新堂医论读本

祝茹穹先生医印

谦益斋外科医案

太医局诸科程文格

古今医家经论汇编

莲斋医意立斋案疏

医　史

医学读书志

医学读书附志

综　合

元汇医镜

平法寓言

寿芝医略

杏苑生春

医林正印

医法青篇

医学五则

医学汇函

医学集成

医学辩害

医经允中

医钞类编

证治合参

宝命真诠

活人心法（刘以仁）

家藏蒙筌

心印绀珠经

雪潭居医约

嵩厓尊生书

医书汇参辑成

罗氏会约医镜

罗浩医书二种

景岳全书发挥

新刊医学集成

寿身小补家藏

胡文焕医书三种

铁如意轩医书四种

脉药联珠药性食物考

汉阳叶氏丛刻医集二种